KB266823

첫 끼의 기적

매일 아침 한 잔으로
바꾸는 2주 회복 프로젝트

첫 끼의 기적

조승우 지음

라곰

식약동원食藥同原
음식과 약은 기원이 같다.

| 『동의보감』 중에서 |

노화는 늦추고, 멈추고, 되돌릴 수 있다

건강은 인류가 5,000년 전 문명을 기록하기 시작한 이래로 지금까지 지속되어 온 주요 관심사 중 하나다. 달리 말하면, 아프지 않고 죽지 않으며 계속 살고자 함이다.

인간은 삶과 죽음을 인지하고 더 오래 살고 싶어 하는 욕망을 가진 지구상 유일한 포유류다. 권력을 탐할수록, 계급이 높아질수록 장수의 방법을 찾으려는 놀랄 만한 시도들이 옛 문헌에 기록되어 있다.

인류 역사상 가장 문명이 발달한 시대에 살고 있는 우리 역시 마찬가지다. '안티에이징'과 '저속 노화'만 보아도 그렇다. 특히 우리나라처럼 산업화와 민주화를 모두 이룬 선진국에서는 노화를 막고, 질병을 예방하며, 아프지 않게 늙다가 죽는 일이 매우 큰 관심사가 되었다.

노화와 유전 분야의 세계 최고 권위자인 데이비드 싱클레어(David A. Sinclair, 1969~) 의학박사는 2019년 발표한 『노화의 종말』에서 흥미로운 이야기를 했다. 인체의 생체 시계를 거꾸로 역전시키는 '역노화' 시대가 오면 현재 80세 안팎의 인간 수명을 120세까지 연장할 수 있다고 말이다. 즉, 장수 유전자를 깨우면 노화를 늦추고, 멈추고, 되돌릴 수 있다는 것이다.

지금 이 순간에도 새로운 방법이 다방면으로 쏟아져 나오고 있다. 그중에서도 빼놓을 수 없는 것이 영양제와 같은 건강기능식품이다. 글루타티온, 알부민, 포스파티딜세린 등 듣기만 해도 어려운 말들로 포장한 신제품은 끊임없이 나올 것이다.

우리는 1990년대를 기점으로 30여 년간 유산균, 오메가3, 마그네슘, 칼슘, 비타민 등 각종 영양제를 먹어왔다. 관련 제약·식품 산업이 먹거리 시장에 중요한 매출을 차지한 지도 오래다. 그런데 역설적이게도 최첨단 과학과 제약 기술이 접목된 약물을 오랜 시간 먹어왔지만, 각종 질병 발생률과 사망률은 높아만 간다.

고대 피라미드 돌에는 이런 속담이 적혀 있다. '우리가 먹는 80%는 의사를 위한 것이고, 20%만이 본인을 위한 것이다.'[*] 이는 먹는 일이 그만큼 몸에 끼치는 영향이 크며, 과식을 하면 몸도 아프다는 것을 사람들이 깨달았다는 의미이기도 하다. 그 연장선상에서 보면 앞으로 나올 신제품 역시 치매나 암을 예방할 뛰어난 효과가 있는 제품은 없을 것이다. 인간의 몸은 약물이 아닌 자연에서 온 그대로를 섭취했을 때 근본적으로 치유되기 때문이다.

고대 이집트의 의료 서적에는 암에 관한 기록이 남아있다. 암에 관한 최초의 기록은 기원전 2625년경 살았던 이집트 의사 임호텝(Imhotep)의 유방암에 관한 생생한 묘사다.[**] 흥미로운 점은 당시 100세가 넘게 살다 간 사람들의 기록과 더불어 자연사한 몸에서도 암이 발견된다는 것이다.[***] 이는 암은 타고난 유전자 탓이라기보다 살면서

---

[*]   이시하라 유미(이근아 옮김), 『하루 한끼 공복의 힘』, (이아소, 2023)
[**]   싯다르타 무케르지(이한음 옮김), 『암 : 만병의 황제의 역사』, (까치, 2011)
[***] 이재담, 『서양의학의 역사』, (살림, 2013)

접하는 환경과 특히 우리가 먹는 음식 속에 섞여 들어오는 발암물질 때문에 생길 확률이 훨씬 더 크다는 뜻이다.[*]

암 외에도 비염, 아토피도 치료법이 없다. 선진국형 질병이라 분류하며 항히스타민제나 스테로이드, 비스테로이드, 항생제, 진통 소염제 등과 같은 약물을 쓰고, 그마저도 내성이 생기면 더 이상 치료법이 없는 불치병으로 여기며 살고 있다. 심정지 상태를 되살리고 선천적 심장판막 이상을 수술하고 장기이식과 뇌수술까지 하는 의학 수준이지만, 고혈압, 고지혈증, 당뇨, 그리고 자가면역질환으로 불리는 수많은 병은 제대로 치료하지 못하는 것도 현실이다.

여기서 우리는 혼란을 겪는다. 병원에 가면 모든 병의 원인을 알고 고칠 수 있을 것 같지만 결과는 그렇지 않다. 오히려 병을 키우기도 한다. 초기에 조금만 방법을 달리하면 완치될 증상들을 약물이나 수술로 더 큰 병으로 키

---

[*] 세계보건기구(WHO)의 산하기관인 국제암연구기관(IARC)은 2003년 음식을 암의 주요 원인(30%)으로 제시했고, 미국 국립암학회 역시 음식(35%)을 흡연(30%)보다 더 주요한 원인으로 꼽았다.

우고, 평생 병원과 약물에서 벗어나지 못하다 쓸쓸히 죽음을 맞이한다.

이 책에서는 수백만 년 동안 인류가 생존해온 방법을 바탕으로 현대 과학에서 밝혀낸 건강하게 사는 방법에 대해 명쾌하게 제시한다. 이것은 유행을 타지 않으며, 앞으로 수백 년이 지나도 변함없이 인간을 병들게 하지 않고 주어진 수명대로 살다 갈 수 있게 할 유일한 방법이다.

다만, 돈이 따로 들지 않고 특별히 무언가를 사야 하는 것이 아닌 방법들이기에 여전히 주류가 되지 못하며 앞으로도 그럴 것이라는 점을 밝힌다. 가령, 현재는 심정지 상태에 이르면 에크모(ECMO, 체외막산소요법)라는 장치부터 기도 삽관을 통한 인공호흡, 각종 약물로 연명을 시키지만, 100년 전에는 현미를 볶은 후 달인 물을 마시게 하면서 다시 회복하게 만든 방법이 남겨져 있다.[**] 현미의 효능은 현대 영양학에서도 생명력이 있는 것으로 확인되었

[**]   허준(한국 익생양술연구회 엮음), 『한 권으로 읽는 동의보감』, (아이템하우스, 2023)

다.[*] 발아현미의 효능을 생각해보면 된다. 이렇듯 생명이 위급한 상황이 아니라면 현미를 통해 몸을 회복시킬 선택도 고려해야 한다.

모든 인간은 스스로 치유하는 자가치유력, 자연치유력을 갖고 있다. 이것을 '오토파지(Autophagy, 자가포식)' 메커니즘으로 밝힌 생물학자 오스미 요시노리(大隅良典, 1945~)는 2016년 노벨 생리의학상을 받았다. 또한 2025년에는 기존의 면역세포 중 하나인 조절 T세포가 스스로 치유하는 역할을 밝혀낸 연구가 노벨 생리의학상(공동 수상)을 받았다.

핵심 방법은 총 3가지다. 첫째, 공복을 유지하기. 둘째, 첫 끼에 먹어야 하는 것(레몬수, 까주스, 깨주스) 잘 지키기. 셋째, 맨발로 걷기다.

되도록 쉽게 읽히고 저절로 고개가 끄덕여지는 설명으로, 여러분이 기존에 가진 강박에서 자연스럽게 벗어날 수 있게 썼다. 책을 다 읽지 않더라도 2주간 실천법만

---

[*] Slavin, J.L, "Whole grains and human health", *Nutrition Research Reviews*, (2013)

따라 해도 효과를 볼 수 있으리라 장담한다. 체중 감소를 시작으로 부종, 변비, 두통, 비염, 아토피, 설사 등 오랜 시간 괴롭혀온 증상이 기적처럼 사라지는 경험을 하게 될 것이다.

내가 오래전부터 전파한 레몬수와 까주스(CCA, 당근(Carrot)＋양배추(Cabbage)＋사과(Apple) 주스, 일명 까주스) 그리고 깨주스(KCA, 케일(Kale)＋셀러리(Celery)＋사과(Apple) 주스, 일명 깨주스)는 그 효과가 널리 퍼져있다. 그런데도 여전히 혈당 상승, 농약 검출, 단백질 근육 감소 등의 이유로 채소·과일에 대해 끊임없이 불신하면서 시도조차 하지 않고 각종 검사와 영양제에서 벗어나지 못한 채 귀한 시간과 비용을 소비하는 사람이 훨씬 더 많다.

이 책에서 추천하는 방법들은 이미 일본, 스위스, 독일, 미국, 덴마크, 핀란드 등 장수 선진 국가에서 약물로 치료되지 않는 만성질환을 위해 전문가들이 오랜 시간 확인하고 정립한 내용들이다. 지금까지 내가 쓴 여덟 권의 책이 이 한 권에 담겨있다고 해도 과언이 아니니 믿음을 갖고 2주를 시작으로 100일만 실천해보길 권한다. 그로 인해 바뀌는 삶은 분명 그 무엇으로도 바꾸지 못할 큰 행복이 될 것이다.

당장 내일부터 실천하고자 한다면, 이 책의 5장부터 보면 된다. 5장은 앞 장에서 다루었던 내용들을 다시 한 번 간단하게 실천법 위주로 정리했다. 책 전체를 다 보지 않고 5장만 보고 따라 해도 여러분의 몸은 놀라울 만큼 빠른 속도로 회복될 것이다. 그리고 5장의 내용을 실천하면서 생기는 궁금한 점은 세부 실천법인 4장을 자세히 보면 자신에게 해당하는 내용을 바로 찾을 수 있다. 믿음이 흔들린다면 1장과 3장, 그리고 부록까지 꼭 읽기 바란다. 2장에서는 왜 공복에 까주스와 깨주스를 가장 먼저 실천해야 하는지 알 수 있다. 5장의 2주 실천법을 잘 마치고 남은 장을 읽으면서 100일, 1,000일 하루하루 실천해나가기를 응원한다. 그때는 여러분이 '까주스와 깨주스 전도사'가 되어있으리라 확신한다.

비행기 창문 아래를 보면 작은 구멍이 보인다. 이를 '브리더 홀(Breather hole)'이라고 부르는데, 세 겹으로 만들어진 창문의 안전성을 위해 일부러 만들어놓은 장치다. 기압 차를 통해서 맨 바깥 창문만 깨지도록 사고를 막거나, 김 서림과 성에도 줄여서 밖을 볼 수 있게 하는 역할이다.

우리 삶도 마찬가지다. 작은 틈 없이 인생을 꽉꽉 채워놓으려 하다보면 언젠가 한순간에 크게 무너지기 마련이다. 건강만큼은 수치에 끌려다니지 말고 너그러움을 갖는 게 중요하다. 누구를 위해서도 아닌 자기 자신을 위한 마음의 여유를 항상 가지며 이 책을 잘 활용하길 바란다.

2026년 4월

조승우

CHAPTER 4　어떻게 먹어야 하는가

2022년에 출간한 『건강과 다이어트를 동시에 잡는 7대 3의 법칙 채소·과일식』(바이북스, 2022, 이하 『채소·과일식』으로 표기)에서 나는 채소와 과일의 중요성과 실천 방법으로 갈아먹는 형태의 스무디를 강조했다. 국내에서는 여전히 한약 못지않게 착즙에 대한 공격이 강한 상태여서 스무디 실천부터 알리는 게 좋겠다는 전략적 판단이었다. 2023년 『완전 배출』(사이몬북스, 2023)에서는 착즙주스와 레몬수의 효능을 중점적으로 소개했다. 스무디보다 한 단계 더 높은 효과의 착즙을 강조한 것이다. 착즙의 효능은 이 책을 다 읽고 나면 그 이유가 충분히 이해될 것이다. 활용법은 본문에서 계속 언급해나가겠다.

『채소·과일식』과『완전 배출』두 권의 책만으로 20만 부가 넘는 판매를 기록했고, 유튜브 강연은 수억 뷰를 넘었으니 최소 수십만 명 이상이 착즙과 레몬수에 관심을 두고 경험하게 된 것이다. 제일 먼저 독자들이 당근(Carrot), 양배추(Cabbage), 사과(Apple) 3가지 채소의 머리글자를 따서 만든 CCA주스, 일명 까주스와 레몬수를 마시며 그 효과를 공유했다. 유명 연예인들은 저마다 다이어트 성공 비법으로 까주스와 레몬수의 효과를 인증하면서 말 그대로 선풍적인 인기를 끌었다.

특히 레몬 착즙 제품들은 2023~2024년 홈쇼핑에서 영양제와 버금가는 판매를 보였고, 제약회사들도 앞다퉈 레몬 착즙 제품을 팔기 시작했다. 3년이 지난 지금, 까주스와 레몬수는 온라인 시장에서 완전히 자리를 잡았다. 정말로 혈당 스파이크, 혹은 간이나 콩팥(신장)에 심각한 문제를 일으켰다면 몇 번이나 뉴스에 나와 퇴출당해야 했겠지만, 앞으로도 그러한 연구결과는 나오지 않으리라 장담한다.

『채소·과일식』이 40주 연속 건강 분야 1위를 차지하면서, 나는 채소·과일식의 중요성을 방송이나 유튜브를 통해 계속 설파해왔다. 이후 매년 두 권씩 책을 쓰며 지난 10여 년간 행복하게 살기 위해 깨달은 것들을 전파하고자 노력했다.

까주스를 명명하고 알리면서 수많은 주스 제품 회사가 까주스를 쓰는 동안에도 '조승우의 까주스' 제품은 생산하지 않았다. 직접 사업을 할 만큼 부지런하지 못한 것이 가장 크지만, 유행을 타지 않고 오래오래 남기고 싶은 마음이 컸다. (물론 이 책을 출간하는 2026년 4월 기준으로 생각해 주길 바란다. 마음은 항상 바뀌어 나중에라도 출시할 수 있으니 말이다.)

까주스는 이제 주스 시장에서 보편화되었지만, 그것을 명명하고 창시한 나는 그만큼 유명세가 있지는 않다. 예방원 운영과 가장 중요하게 생각하는 육아에 집중하느라 외부 활동을 줄이고 상대적으로 원고 집필에 에너지를 쏟은 탓도 있다.

연구 논문은 평균 100권의 책을 바탕으로 나온다고 한다. 책이라는 특징 역시 한 권이 탄생하기까지 수많은 책이 자료로 쓰이는 특징이 있다. 건강서다 보니 더욱 다양한 책을 보고 그 안에서 핵심 메시지를 다시 국내 정서에 맞게 전달하는 작업을 해왔다.

내 책도 최대한 읽기 쉽고 편하게 쓰려고 한다. 특히 이 책은 자연치유 관점에서 모든 내용이, 그중에서도 구체적 실천 방법을 담고 있어 채소·과일식의 종합편이라 할 수 있다.

건강의 상식을 뒤집는 불편한 진실

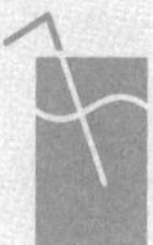

○ ○ ○

주스는 채소·과일의 살아있는 효소와 비타민, 무기질과
항산화 물질들을 가장 효과적으로 섭취하는 방법이다.

질병의 원인은
'먹는 것'에 있다

우리는 몸이 아프면 병원에 가고, 증상에 따라 진단받은 처방으로 약을 먹는다. 2022년 기준 세계보건기구(WHO) 국제질병분류 ICD-11에 따르면 5만 5,000여 종의 질병이 존재한다. 여기에는 게임중독이나 만성통증이 새롭게 질병으로 분류된 변화도 있다. 원인을 알 수 없던 만성통증이 질병으로 포함되면서 불필요한 검사를 줄이는 긍정적인 효과도 있으나, 반대로 끊임없이 아픈 원인과 해결법을 찾게 만드는 희망 고문에 빠질 수도 있다.

장기이식 등과 같은 외과적 수술들은 과학과 의료기술의 발달로 소중한 생명을 살릴 수 있다. 이러한 뛰어난 결과까지 필요 없다는 것이 아니다. 수술과 약물은 필요할 때 수술하고 복용해야 하지만, 암을 비롯한 만성질환은 수술, 항암, 방사선 등 표준 치료가 더 이상 듣지 않는다는 것으로 확인되고 있다.[*]

이러한 현대 의학에 한계를 느끼며 생겨난 것이 '전인 의학'이다. 전인 의학은 인간을 자연의 일부로 보고 몸과 마음, 환경 모든 것이 조화를 이뤄 치료해야 한다는 학문이다. 그리고 전인 의학과 자연 의학(전통적인 방식)을 포용한 것이 환자 중심으로 접근하는 '통합 의학'이다.

1970년대까지만 해도 질병의 원인은 바이러스나 세균, 박테리아 등으로 보았다. 암의 원인을 술이나 담배 혹은 음식 등 먹는 것이라고 주장하면 사이비 취급을 받았다. 하지만 지금은 다르다. 현대 의학에 한계를 느낀 많은 과학자와 의료인들이 새로운 접근을 연구하기 시작했다. 인간이 원래 가지고 있는 자연치유력을 중요하게 여기면서 '먹는 것'에 집중했다. 그 결과 가장 큰 효과를 확인한 것이 채소·과일주스임을 밝혔다.

---

[*] 곤도 마코토(이근아 옮김), 『의사에게 살해당하지 않는 47가지 방법』, (더난출판사, 2013)

나의 두 번째 책『완전 배출』에서 소개했듯이 의사들의 의사로 불린 노먼 워커(Norman W. Walker, 1886~1985) 박사가 대표적 인물이다. 그는 109세의 나이로 사망할 때까지 80년간 녹즙과 착즙의 효능에 대해 알렸다. 노먼 워커 박사도 암에 걸렸는데, 본인의 암을 치료하기 위해 연구하다 생착즙이 갖는 자연치유력을 발견하게 되었다.

기존에는 칼날로 빠르게 갈아서 회전력으로 즙을 짜는 방식인 원심분리방식의 녹즙기를 사용했으나, 이는 과열로 인해 채소·과일의 영양소가 파괴되는 문제가 있었다. 이에 노먼 워커 박사는 최초로 착즙기를 개발했다. 그는 채소·과일은 반드시 생즙으로 착즙해야 효과를 볼 수 있다며 전 세계에 녹즙과 착즙의 효과를 알렸다.

국내에도 많이 알려진 세계적 자연치유 전문가인 하비 다이아몬드(Harvey Diamond, 1945~)와 앤서니 윌리엄(Anthony William) 모두 노먼 워커 박사의 제자인 격이다. 스무디 형태의 과일주스든 착즙주스의 셀러리주스든 전 세계적으로 수백만 명, 수천만 명 이상이 경험한 것만 봐도 주스의 효과를 알 수 있다.

이 책에서 처음으로 알리고자 하는 것은 KCA주스, 일명 깨주스다. 깨주스는 케일(Kale), 셀러리(Celery), 사과(Apple) 이 3가지 채소의 머리글자를 따서 만든 주스다. 몸과 마음을 깨워준다는 뜻에서 지었다.

까주스에 이은 더욱 강력한 깨주스를 소개하면서 효과적으로 주스를 마시는 방법을 알려야겠다고 결심했다. 까주스와 깨주스 2가지만 실천해도 여러분의 몸은 놀라울 정도로 변하게 되리라 장담한다.

영양제와 건강기능식품이 팔리는 이유

1980년에서 1990년대 사이 녹즙이 유행하던 시절이 있었다. 신선초를 비롯해 알로에 등 이름도 모를 풀들을 녹즙기에 짜서 먹었다. 하지만 녹즙기에서 검출된 중금속과 농약 파동 등으로 녹즙의 유행이 저물고, 2000년대에 들어서며 영양제와 건강기능식품이 본격적으로 유행하기 시작했다.

영양제 시장이 커지면서 그 반대편에 있는 채소·과일식을 공격하는 마케팅이 더욱 강해졌다. 그중에서도 스무디나 착즙주스에 대한 근거 없는 공격이 생겨났다. 채소는 생으로 먹으면 안 된다는 정보가 상식처럼 퍼져나갔다.

동시에 레몬은 우리 몸을 산성화시켜 치아를 부식하고 역류성식도염을 일으키며 농약과 왁스 때문에 함부로 먹었다가는 큰일 난다는 식이었다. 그러니 안전하고 효과 있는 비타민C 영양제를 먹으라는 논리다. 이로 인해 채소·과일을 삶아서 갈은 해독주스가 녹즙을 대체했고, 지금까지도 삶아서 스무디 형태로 만든 제품들이 판매되고 있다. 암 환자들이 많아지면서 살균·멸균 과정을 거쳐야 안전하다는 점도 유효했다.

해독주스가 한 차례 유행하면서 사과(Apple), 비트(Beet), 당근(Carrot) 3가지 채소를 넣어 간단하게 만든 ABC주스가 크게 유행했다. ABC주스도 수많은 공격을 받았지만, 디톡스라는 해독 열풍에 힘입어 그 효과가 퍼져 지금까지도 많은 사람이 마시고 있다.

시간이 지날수록 노화와 질병을 일으키는 것이 혈당과 관련된다는 주장이 늘면서 주스에 대한 공격은 더욱 거세졌다. 말기암 시한부 환자들이 마지막 지푸라기라도 잡는 심정으로 스무디나 착즙주스를 먹는 것이 전부일 정도였다.

나 역시 2013년 불안전성 협심증 진단을 받으며 죽음에 대한 공포가 없었다면 여전히 영양제와 약물, 그리고 병원을 맹신하며 지내고 있었을지 모른다. 당시 관상동맥 조영술을 받았지만 가슴 통증은 여전했고 약을 먹어도 낫지 않았다. 병원에서는 원인을 알 수 없는 병이라며 시한부 판정을 내렸다. 통증에서 벗어나고 싶은 마음과 언제 심장이 멈출지 모른다는 두려움으로 직접 공부하기 시작했고 약학대학 한약학과에 진학하기에 이르렀다. 수많은 연구결과를 공부하고, 몸에 좋다는 방법은 모두 체험하고, 한약전문약국을 운영하면서 임상에서 얻은 결론은 '살아 있는 음식을 먹는 것'이었다. 그렇게 첫 책 『채소·과일식』을 출간했고, 그 결과 주스에 대한 편견을 깰 수 있었다.

재밌는 건 레몬즙에 대해 공격하는 정보가 거의 없다는 것이다. 그 이유는 레몬 착즙 제품이 돈이 되므로 기존 주스 업체를 비롯해 식품회사, 제약회사 모두 생산하고 있기 때문이다. 기업은 제품을 알리기 위해 언론 매체와 미디어 홍보에 투자한다. 이로 인해 뉴스에서조차 정보를 가장한 광고성 기사가 나온다. 대표적인 것이 비만약이나 백신이다. 간접 광고(PPL)에서부터 건강 프로그램에서까지 사례를 구성해 방송한다. 방송이 나가는 동시간대 홈쇼핑에서는 해당 제품을 판매하는 방식이다.

이러한 모든 것은 절대 비난받을 대상들은 아니다. 현실이기 때문이다. 산업화와 민주화가 동시에 성공하기 위해서 필수적인 것이 자유로운 자본주의와 상업주의다. 나 역시 직접 만들어먹지 못하는 분들에게 제품을 사먹어도 된다는 것을 알리기 위해 유기농 까주스와 당근주스 판매 프로그램에 출연했던 적도 있다. (제품 선택 기준에 대해서는 4장에서 자세히 다루기로 한다.)

2024년 기준, 6조 원이 넘는 영양제 시장과[*] 주스 시장은 비교할 수 없을 만큼 매우 큰 차이가 난다. 돈을 벌기 위한 먹거리 시장으로는 건강기능식품이나 영양제 시장이 훨씬 더 매력적이라는 것은 분명하다. 나의 경우, 약사법상 약국 개설자로 일반의약품을 시작으로 건강기능식품을 판매할 수 있는 면허가 있다. 그러나 비염, 아토피, 두

---

[*]　박소희 기자, "'6조 원 시장' 잡아라, 쏟아지는 신제품", MBC, 2025. 03. 17

통, 설사, 불면, 디스크, 근육통, 협심증, 우울증 등 다양한 질환을 경험하고 웬만한 검사와 몸에 좋다는 오만가지 영양제, 약물, 한약 등을 접해본 입장에서는 약 처방이 아닌 가장 효과가 있는 것을 모두에게 전달해주고 싶다. 그것은 역시나 살아있는 음식을 먼저 먹어야 한다는 것이고, 그 방법으로 주스가 가장 효율적이고 안전하다는 것이다.

가짜 주스를
경계하라

현재 식품표기법상 제품에 주스를 표기할 수 있는 경우는 '과채주스'다. 과일과 채소가 원료에 95% 이상 비율을 차지해야 하고 정제수만 첨가할 수 있다. 정제수 외에 첨가해서는 안 되는 상태를 '주스'라 한다. 반면, '과채음료'인 경우 과일과 채소가 원료에 10~95% 정도이며 정제수 외 첨가가 가능하다. 화학첨가제가 들어있으면 음료라고 생각하면 된다.

이 개념이 혼동되며 주스에 대한 부정적인 인식이 시작된다. 일상생활에서 말하는 주스는 이러한 구분 없이 과채음료뿐만 아니라 향신료로 냄새와 맛만 낸 설탕 덩어리 혼합음료까지 주스로 지칭되기 때문이다.

이 책에서 계속 말하는 '우리가 먹어야 하는 주스'는 100% 채소·과일만 들어간 상태를 말한다. 화학첨가제는 커녕 정제수조차 들어가지 않는 상태를 뜻한다. 또한 구성성분에서도 '농축액'이나 '고형분'이라는 표기가 보이면 안 된다. 고형분은 건조한 가루를 탔다는 것이다.

농축액은 진액이니 괜찮지 않을까 싶지만 그 과정을 봐야 한다. 우리가 흔히 구매해 마시는 과일주스 중에는 농축과즙환원 방식으로 만들어지는 경우가 많다. 보통 농축액은 수입해오는데, 과일을 끓여 7분의 1 정도로 부피를 줄이고 얼려서 들여온 뒤 국내 공장에서 다시 물을 7배 섞어 원상태로 되돌려 만든다. 냉장유통을 해서 신선하다고 생각하기 쉽지만 사실은 이러한 농축액에 물을 섞어 만든 것이다.

또 과일농축액이라고 쓰면 괜찮은 것이 아닐까 생각할 수 있지만, 이때도 주의해야 한다. 과일농축액을 사용했더라도 액상과당이나 설탕, 합성향료, 각종 색소, 비타민C 등 여러 화학첨가제가 들어간 것은 주스가 아닌 음료다.

그렇다면 무가당 100% 주스는 어떨까. 이 주스는 말 그대로 설탕을 넣지 않았다는 뜻인데, 설탕만 쓰지 않았지 인공감미료를 쓴 경우가 많다.

이같이 농축액을 과즙주스로 헷갈리는 것을 방지하기 위해 국제적으로 NFC(Non From Concentrate, 농축액으로 만들지 않았음)라는 규정을 만들었다. 이는 과일을 끓여 농축하지 않고, 생과일을 그대로 짜서 만든 진짜 생과즙을 뜻한다. 진정한 의미의 생과일주스라 할 수 있다.

NFC 주스도 고온 또는 저온 살균 후 냉장유통을 하지 않고 팩에 든 경우를 볼 수 있다. 반대로 농축액을 사용했지만 냉장유통을 통해 유통기한이 NFC 주스보다 짧은 경우도 있다. 농축액을 사용했지만 물을 첨가하면서 대신 방부제나 화학첨가물을 넣지 않은 주스는 냉장유통을 하면서 유통기한이 짧은 것이다.

우리가 가장 속기 쉬운 형태의 주스가 냉장유통 형태를 띤 상태에서 제품 앞면에 큰 글씨로 '100% 오렌지주스'라고 쓰인 제품들이다. 식품위생법 및 농수산물가공품 표시법규 등에 따르면, 원산지 표시를 원재료명과 함께 표시하도록 되어있다. 우리에게 친숙한 대기업 제품들 몇몇은 원산지 항목을 별도로 만들어 해당란에 '100% 오렌지 과즙'을 강조하는 꼼수를 쓰고 있다. 여기서 한 번 더 원산지를 원재료보다 크게 표시할 수 있는 규정을 이용해 농축액 사용이나 다른 화학첨가물들인 원재료명은 잘 보이지 않게 해 진짜 NFC 100% 주스로 오해하게 만든다. 실제로 과채즙이 10% 미만인 제품인 혼합음료의 경우 제품 앞면에 '오렌지 100%'라고 써있을 때, 이는 10%라는 과채즙 함량기준에서 오렌지를 9.9%까지 넣은 제품이라면 기준을 100% 채웠다는 뜻이 된다.

(지금은 많이 사라졌지만 여기서 한 번 더 헷갈리게 하는 표현이 등장하는데, 전혀 다른의미의 NFC 주스다. 본래의 NFC는 생과즙을 의미하지만 시중에 파는 제품 중 NFC(New Fresh Chilled, 신선한 상태로 냉장보관한 제품)이라는 의미로 사용한 것도 있다. 약자가 같으니 소비자들은 구별하기 어려운데, 이러한 주스는 유통하는 과정에서 단순히 냉장보관한 주스라는 뜻이다.)

앞의 설명처럼 여러 측면에서 소비자를 헷갈리게

만드는 마케팅 기법이 있으니 반드시 제품 뒷면에 있는 식품의 유형과 성분함량 표시를 확인해야 한다. 한 번 더 정리하면, 과채주스 중에서도 농축액이나 다른 첨가물을 쓰지 않았지만 살균·멸균 처리를 통해 냉장보관하지 않고 유통기한이 긴 100% 주스 제품도 있으니 혼동하지 않길 바란다. 이러한 제품 유형의 과채주스는, 농축액이나 각종 화학첨가물이 들어가면서 냉장유통을 하고 유통기한은 짧게 표기된 과채음료 제품이 아닌 것으로 선택해야 한다. 안타깝게도 어린이들이 먹는 과일주스라고 나오는 제품은 대부분 혼합음료다.

우리가 진짜 주스라고 부를 수 있는 것은 열을 가하지 않은 생착즙주스뿐이다. 이를 냉압착(Cold-Pressed) 착즙주스라고 부른다. 유통기한이 3일밖에 되지 않는 100% 비가열 무첨가주스 제품으로, 이 책에서 먹으라고 권하는 주스의 정의는 여기에 해당한다. 집에서 만들어 냉장보관 시에는 일주일 이내로 소진하는 것이 좋다. (주스를 고르고 먹는 방법에 대해서는 4장에서 한 번 더 다루기로 한다.)

주스 vs 혼합음료

공식명칭 (식품유형)	의미	주의
주스	1 | 과일과 채소가 원료의 95% 이상 비율을 차지해야 함 2 | 정제수만 첨가 가능하고 이외는 첨가해서는 안 되는 상태	NFC(Non From Concentrate, 농축액으로 만들지 않았음) 표기 확인
혼합음료	1 | 과채즙이 10% 미만인 제품으로, 각종 화학첨가물이 들어간 음료 2 | 정제수 이외 첨가 가능	제품 앞면에 '100% 오렌지주스'라고 써있어도 주스가 아니므로 선택하지 말 것. 특히 주스로 생각하고 먹는 대부분은 혼합음료다. 어린이들에게 많이 먹이는 제품이 여기에 해당함

매일 올리브유 한 스푼,
괜찮을까?

　채소와 과일을 매일 챙겨먹어야 한다는 것을 부정하는 전문가는 없다. WHO를 비롯해 우리나라의 식품의약품안전처(식약처)와 보건복지부, 한국영양학회까지 모두 한목소리로 매일 채소와 과일을 충분하게 섭취해야 하며 400~500g 정도의 양을 권고하고 있다.[*]

　이처럼 채소·과일은 오랜 시간에 걸쳐 인류를 생존하게 해준 중요한 먹거리지만, 현재는 일일 섭취량이 정해질 만큼 가공식품에 밀려 잘 챙겨먹지 못하고 있다. 지난

---

[*] 김정선 특별기고, "'하루 500'의 약속 : 채소와 과일이 내 몸의 암을 막는다", 한겨레, 2025. 06. 26
유예진 기자, "채소·과일 섭취율 22% 만성질환 막으려면 하루 500g 채워야", 조선일보, 2025. 09. 17

50년을 지나면서 가공된 것에 익숙해져 원물로 채소·과일을 챙겨먹는 것이 상당히 힘들어졌기 때문이다.

나는 인간이 원래 채식동물이며 육식을 시작하면서부터 질병에 시달리기 시작했다는 것을 강조하지 않는다. 애초에 비건(Vegan)이 되라고 강조하지도 않는다. 육식을 주장하는 카니보어(Carnivore, 고기, 생선, 달걀, 유제품 등 오직 동물성 식품만 먹는 방식)나 저탄고지(저탄수화물 고지방)인 키토제닉(Ketogenic, 탄수화물을 피하고 양질의 지방을 섭취하는 방식) 옹호론자와 싸울 필요가 없다. 우리 몸에 좋다는데 안 할 이유가 없지 않은가.

다만 내가 강조하고 싶은 건, 우리 몸을 아프게 하는 가공식품과 몸에 독소를 쌓이게 하는 화학첨가물에서 벗어나야 한다는 것이다. 그러한 이유로 현재 몸이 아프다면 당장 커피와 영양제부터 끊어보라고 말한다. 동시에 설탕, 밀가루, 튀김을 비롯해 인공감미료와 화학 덩어리로 범벅이 된 초가공식품을 제한하라는 식이요법을 전달해왔다. 또한 그러한 것들을 모두 먹으면서도 가장 기본이 되는 까주스와 깨주스만 실천해도 몸이 좋아짐을 알려왔다.

현재 채소·과일식의 가장 큰 한계는 삶거나 데치거나 양념을 하거나 직접 씹어서 먹어야 하는 게 복잡하다는 점이다. 반대로 지중해 식단은 간편하다. 균형 잡힌 곡물과 건강한 지방을 섭취하는 지중해 식단이 유행처럼 번졌는데, 그 이면에는 간편함이 있다. 버터나 마가린 대신 엑스트라 버진 올리브유를 섭취해야 한다는 것이 지중해 식단의 핵심이다. 신선한 채소·과일 샐러드에 뿌리거나 빵을 올리브유와 발사믹 식초에 함께 찍어먹기만 하면 된다. 이는 건강식으로 실천하기 편하다. 그 효과는 차후 문제다.

모든 음식이 고온에 노출되면 발암물질이 나오듯 엑스트라 버진 올리브유도 마찬가지다. 저온 착즙으로 생산하지만 유통 과정에서 발암물질이 생길 수 있다. 유통을 위해서는 반드시 살균·멸균 과정을 거쳐야 하는데, 이 과정에서 발생하는 열이 기름의 산화를 부추기기 때문이다. 산화된 기름은 체내에서 강력한 독성을 발휘하며 세포노화와 염증을 촉진한다. 전 세계로 유통하는 최상급 올리브유가 아닌 동네 방앗간에서 갓 짜낸 유리병에 담아서 먹는 올리브유가 가장 좋다는 뜻이다.

매일 먹어야만 좋은 것처럼 알려진 올리브유, 식초, 소금물 등은 인류 역사적으로 볼 때 지금처럼 단일 성분으로만 먹지 않았다. 올리브유보다 더 영양학적으로 뛰어난 들기름 역시 음식과 함께 먹었다. 이것이 핵심이다. 몸이 아플 때 약으로 사용한 것들은 그렇게 쓸 때 가장 좋다.

동물성 기름이 무조건 나쁜 게 아니라, 많이 먹으면 좋지 않듯 식물성 기름 역시 과잉섭취하면 좋지 않다. 식물성 기름의 핵심이자 필수지방산인 리놀레산을 지나치게 섭취하면 체내 효소에 의해 옥실리핀이 과다 생성되어 염증을 일으키고, 이는 지방으로 축적되는 악순환을 가져온다. 인간의 몸이 진화하는 과정 중 허용할 범위를 넘어서게 되고 결국 염증을 유발한다는 점에서 매한가지다. 오메가3와 오메가9의 비율이 가장 좋다는 들기름 역시 매일같이 많은 양을 먹으면 과잉섭취가 될 수 있다.

올리브유든 아보카도유든 모두 착즙 형태다. 대량생산을 위해 공장에서 기계로 제조하다보니 자연스럽게 산패·산화 문제가 생긴다. 이를 뛰어넘기 위해 저온압착과 개별포장을 강조하지만 이는 마케팅에 불과하다. 올리브유의 신선도를 뜻하는 수치가 낮을수록 좋다는 점을 강조하기 위해 산도가 0.1인 제품을 마케팅에 활용하지만, 대량생산과 유통은 근본적으로 산패·산화를 막을 수 없고 그로 인해 생긴 부작용은 우리가 생각하는 이상이다. 영양제도 먹고, 기름도 먹고, 여기에 초가공식품까지 먹으면 과잉섭취가 될 수밖에 없다. 우리가 몸에 좋다는 것을 다 챙겨먹고도 계속 아픈 이유다.

담배에 발암물질 경고 문구를 부착하기까지 100년이라는 시간이 걸린 것처럼 식물성 기름 제품에도 과잉섭취를 하면 부작용이 올 수 있다는 문구가 부착될 순간이 반드시 올 것이다. 그만큼 열을 가하여 가공한다는 것은 본래의 성질이 바뀌고 먹는 대상도 그 영향을 받는다는 의미다. 그렇다고 자연에서 온 채소와 과일을 일정량 이상 매일 챙겨먹자니 실질적으로 어렵다. 그래서 가장 강력한 방법인 주스를 권한 것이다.

전 세계 어디를 가도 접할 수 있는 대표적인 음식이 채소와 과일이다. 그중에서도 당근, 양배추, 사과는 흔하다. 이것이 바로 까주스다. 기존 ABC주스에서 비트를 양배추로 대체한 것이다.

비트는 비타민B1, 엽산, 칼륨, 망간, 요오드, 셀레늄 등이 풍부한 아주 좋은 채소다. 특히 살리실산이라는 성분이 많이 들어있는데, 항염과 혈액순환 개선에 효과가 있어 '자연에서 온 아스피린'이라고 불리는 식물이다. 비트는 특히 활성산소로부터 간세포를 보호하는 항암 효과가 있으며, 가공육에서 발암물질로 생성되는 나이트로사민을 억제해 위암 예방에도 효과적이다.

문제는 앞서 설명했듯 이렇게 긍정적인 작용을 하는 성분인 살리실산이 알레르기를 유발한다는 점이다. 대다수가 그렇지 않으나 비트를 처음 접하는 때는 간혹 두드러기나 발진이 생길 수도 있다. 이 때문에 비트의 효과가 있으면서도 알레르기 반응이 없는 채소인 양배추로 대체했다. 양배추는 특히 설포라판과 비타민U라는 위장세포들을 회복하고 재생시키는 항산화 성분이 풍부하다. 비트보다 어디서든 구하기 쉽고 가격이 저렴한 것도 큰 몫을 차지했다.

채소에 든 특정 성분(옥살산, 고이트로젠 등)이나 채

소에 있는 '고(高)포드맵' 탄수화물이 우리 몸을 공격한다는 주장이 있다(고포드맵은 소장에서 잘 흡수되지 않아 과민성대장증후군을 악화시키는 종류의 탄수화물을 뜻한다). 특히 양배추가 고포드맵에 속해 갑상선(갑상샘)염 질환자들은 먹어서는 안 된다며 양배추는 반드시 삶거나 데쳐서 먹어야 한다고 주장하는 이들이 있는데 그렇지 않다.

양배추는 생으로 먹을 때 분명 더 큰 효과를 누릴 수 있다. 이는 제7의 영양소로 불리는 파이토케미컬 때문이다. 파이토케미컬이란 '파이토(Phyto, 식물)와 케미컬(Chemical, 화학물질)'의 합성어로 채소와 과일에만 들어있는 식물성 화학물질이다. 식물이 해충, 미생물 등으로부터 자신을 보호하기 위해 만들어내는 일종의 보호물질인데, 만약 이 물질이 인간을 공격한다는 논리가 맞다면 독버섯처럼 먹으면 안 된다고 인류 문명사에 기록이 되었을 것이다. 또한 양배추가 교배종이라 먹으면 안 된다고 하지만, 교배종은 유전자 변형과는 다른 뜻으로 인류의 진화와 함께 지구 동식물의 자연스러운 진화에 해당한다.

인류 진화사적으로 보아도 채소와 과일이 인류의

몸에 해를 끼쳤다면, 인간이 현재 최상위 포유류로 지구를 지배하고 있지 못함은 자명하다. 우리가 무슨 수로 맹수와 싸워 이겨 매일 고기만을 통해 영양분을 얻을 수 있었는지 생각해보면 된다.

채소 중에 삶아서 먹으면 되는 것들, 특히 고사리, 시금치 등은 불의 발견 시기와 맞물려 발견된 것으로 그에 맞게 조리해서 먹어야 하지만, 까주스의 당근, 양배추, 사과는 생으로 먹어도 충분히 안전하고 효과 있는 것들이다.

05

식이섬유
논란의 진실

채소와 과일을 많이 먹어야 하는 이유로 가장 많이 꼽는 것이 바로 식이섬유다. 식이섬유란 몸에서 소화되지 않는 탄수화물(식이섬유소) 전체를 가리키는 용어다. 재미있는 사실은 1970년대까지만 해도 식이섬유는 몸에서 소화되거나 흡수되지 않고 열량이 없어 에너지원을 만들지 못한다는 이유로 영양학적 가치가 없다고 인식한 점이다. 1985년이 되어서야 WHO에서 식이섬유가 인간의 소화를 돕는다는 영양학적 가치를 인정받았다. 식이섬유가 우리 몸의 소화효소로 쪼개기 힘든 성분(고분자의 난소화성 성분)이 체내에 흡수될 수 있게 도와주는 영양소라는 것이다. 이처럼 과학은 계속 변한다는 점을 생각해야 한다.

식이섬유는 2가지로 나뉜다. 물에 녹지 않는 불용성과 물에 잘 녹는 수용성이다. 세포벽을 구성하는 셀룰로스가 불용성 식이섬유다. 소화되지 않고 장내에서 변의 부피를 늘려 배변활동을 도우며, 장 통과시간을 단축해 변비를 해결해준다. 씨앗, 껍질, 줄기 등에 풍부하다(이들 식품에는 셀룰로스뿐 아니라 장 건강에 중요한 역할을 하는 리그닌, 키틴 등도 있다). 현미, 보리, 옥수수 등 통곡물과 콩류 등에 많으며 채소에는 상추, 양배추, 고사리, 양파, 브로콜리, 표고버섯, 질경이 등에 많다. 특히, 다시마나 김 등 해조류에도 많다. 정제된 식품인 흰쌀, 밀가루, 설탕 등에는 없다.

수용성 식이섬유는 말그대로 물에 녹는다. 물에 잘 녹지만 다른 음식들로 섭취된 탄수화물에 붙어서 혈당이 빠르게 상승하는 것을 막아줘 당뇨병의 예방과 치료에 도움을 준다. 또한 물에 녹은 식이섬유가 대장에 이르면 장내 박테리아가 이 식이섬유를 발효시키는데, 이는 우리 장벽(腸壁)을 튼튼하게 보호하고 면역력을 높여준다.

건강기능식품 중에 이눌린, 난소화성 말토덱스트린, 폴리덱스트로스 등이 식이섬유의 대표 성분으로 자주 등장한다. 특히 난소화성 말토덱스트린의 경우 변비, 당뇨, 다이어트에 효과가 좋다며 관련 건강기능식품에서 많이 볼 수 있다. 하지만 자연 그대로 다양한 채소·과일을 먹는 게 훨씬 더 효과적이다.

채소와 과일에는 불용성과 수용성 모두 존재한다. 사과, 오렌지, 귤, 레몬, 바나나, 미역, 다시마, 구약나물(천남성과의 여러해살이풀, 뿌리의 전분으로 묵을 만든 것이 곤약이다), 견과류 등에도 풍부하다. 불용성과 수용성 식이섬유 모두 자연스럽게 섭취할 수 있는 건 채소·과일뿐이다.

일부에서는 현미와 시금치를 먹지 말라고 한다. 현미의 피트산, 시금치의 옥살산이 우리 몸을 공격하는 독소라는 것이다. 이 성분들이 몸에 들어오면 아연, 철분, 칼슘 등의 영양소 흡수를 방해하기 때문이라고 한다. 또한 리그닌을 과하게 먹으면 도리어 변비나 치질을 유발하고, 알레르기가 일어난다고 한다. 수용성 식이섬유의 경우 장에서 발효가 되다보니 소화불량, 복부팽만, 배변 횟수 증가 등의 부작용을 일으킨다는 것이다. 하지만 리그닌은 항산화, 항염증, 항암, 면역조절 기능, 당뇨병 예방 등 효과가 이미 확인되었다.

먹으라는 건지, 말라는 건지 모순된 정보가 과학이라는 이름으로 쏟아져 나온다. 이러한 연구를 자세히 살펴보면 채소·과일 자체가 아닌 추출한 인위적인 합성물인 리그닌 성분 하나만 두고 결과를 따지고 있다. 과일의 과당이 과일 전체를 놓고 보면 아무 문제가 없듯, 채소나 통곡물 특히 콩류에 있는 특정 성분만을 먹는 게 아니므로 큰 문제가 되지 않는다.

06

스무디와 착즙주스,
뭐가 더 좋을까?

식이섬유는 가공된 제품보다 채소·과일 원물로 먹는 게 가장 좋다. 하지만 그냥 씹어서 먹는다면 식이섬유 외에 채소·과일에 있는 영양소들을 흡수할 수 없다. 영양소들이 셀룰로스라는 단단한 세포벽 안에 갇혀있어 씹어먹는 것만으로는 한계가 있기 때문이다. 이때 채소·과일을 갈아먹으면 세포벽이 물리적으로 파괴되면서 비타민, 미네랄, 파이토케미컬 등의 영양소가 잘 방출되어 흡수율이 올라간다. 주스가 약효를 갖게 된 이유다.

인류에게 가장 오래된 치료제인 주스는 1300년경 옛 프랑스어인 '약초를 끓여 얻은 액체'에서 유래되어 발전·사용되었다. 섬유질을 제거하고 원물을 씹어먹었을 때보다 몸에 훨씬 높은 흡수를 작용하는 원리다. 스무디나 착즙주스 모두 각각의 효능과 효과가 있다.

스무디는 채소·과일을 통째로 갈아만든 것이고, 착즙주스는 즙을 내서 만든 것이다. 갈아만든 스무디는 찌꺼기까지 모두 마시기 때문에 불용성 식이섬유 비중이 높다. 그래서 장을 청소하는 효과는 크지만, 우리 몸이 이를 소화하고 분화하는 에너지를 많이 써야 한다. 반대로 착즙주스는 질긴 섬유질을 걸러내 수용성 식이섬유가 풍부하다. 소화 과정에 드는 에너지가 거의 없어 흡수가 빠르다. 그렇다고 해서 스무디가 아무 효과가 없다고 생각해서는 안 된다. 삶거나 데친 자연식물식 역시 그 어떠한 영양제보다 강력한 항산화 역할을 한다. 특히 까주스의 경우 스무디 형태로만 먹어도 큰 효과를 볼 수 있다.

누군가는 주스는 갈자마자 산화되니 먹으나 마나라고 주장하지만, 이는 불에 태워서 먹는 고기나 커피는 아예 먹어서는 안 된다는 주장과 같다. 이 정도로 주스에 산화반응이 일어나 영양소를 파괴한다고 하는 것 자체가 논리에 맞지 않다.

착즙주스에 대한 또 다른 반대 의견으로 식이섬유가 없는 착즙주스는 급격한 혈당 상승을 일으킨다는 주장이 있다. 말 그대로 주장에 불과하다. 최근 들어 혈당 측정을 통해 조회수를 올리는 영상이 많은데 실질적으로 과일, 스무디, 착즙주스로 인한 혈당 상승은 평균적으로 30 정도에 불과하다. 물론 혈당측정기로 인한 혈당 지수(GI)로 과일을 평가하는 게 맞지 않지만 말이다.

이를 보완하기 위해 혈당 부하 지수(GL)가 나왔다. 혈당 지수는 음식을 먹었을 때 혈당이 얼마나 빨리 오르는지 속도 중심으로 보고, 혈당 부하 지수는 실제 그 음식을 먹는 양을 고려했을 때 얼마나 많이 오르는지를 측정한다. 이를테면, 공복 혈당이 100 미만인 사람이 과일, 스무디, 착즙주스를 마시면 혈당 스파이크를 일으키지 않는다. 당뇨 전 단계인 사람의 경우도 주스를 먹으면 혈당이 150 미만이다. 주스를 처음 마시기 시작할 때 몸 상태에 따라 (특히 당뇨 환자들의 경우) 상승폭이 60 정도 될 수 있으나 이는 일반적인 음식들과 비슷한 수준이다.

상대적으로 김밥, 짜장면, 제육덮밥, 어묵볶음, 카

레라이스, 쌀국수, 잔치국수, 라면, 메밀국수, 잡채, 부대찌개, 떡볶이, 메추리알 장조림, 탕수육, 짬뽕, 물냉면, 찜닭, 순대, 비빔밥, 우동, 막국수, 초밥 등은 혈당 지수가 평균 60에서 70에 이르도록 올린다. 혈당 수치로 보면 200, 300에 이르는 것이다. 과일에 대한 공격이 얼마나 터무니없는지 알 수 있다. 혈당 상승으로 인해 과일을 먹지 못한다면 이 세상에 우리가 먹을 수 있는 거라고는 채소나 죽은 가공식품인 단백질 혈당 케어 제품뿐이다.

당뇨약을 끊고 까주스와 깨주스로 정상 혈당을 가져온 사례를 예방원 상담을 통해 너무나 많이 지켜봤다. 인슐린 주사로 혈당이 200 아래로 떨어지지 않는 경우는 췌장의 기능이 회복하기까지 시간이 걸리니 3~6개월은 인내심을 가지고 실천해야 한다. 혈당 상승과 췌장의 기능은 스트레스에도 반응한다는 것이 밝혀졌으므로, 조급함과 불안감보다는 내 몸에 대한 믿음을 가지는 게 필요하다. 나이가 들수록 근육을 위해 단백질 섭취로 고기를 먹어야 한다는 정보가 많아지면서 췌장은 갈수록 더 힘들어진다는 점을 기억하자.

07

매일 물 2L를
마셔야 한다?

육식을 해야 한다는 마케팅에 우리 모두 속았다는 것을 현대 과학 관점에서 비교한 다큐멘터리가 있다. 책을 낼 때마다 소개하는데, 영화 「타이타닉」(1997)과 「아바타」 시리즈(2009~)로 유명한 제임스 캐머런(James Cameron, 1954~) 감독이 제작한 「더 게임 체인저스」(2018)다.

다큐멘터리에는 「터미네이터」(1984)의 주인공이자 캘리포니아 주지사였던 아널드 슈워제네거(Arnold Schwarzenegger, 1947~)를 시작으로 테니스 황제 노바크 조코비치(Novak Djokovic, 1987~)를 포함해 복싱, 격투기, 육상, 마라톤 등 각종 최정상급 채식 운동선수들이 나온다. 그중에는 세계에서 가장 힘센 대회 우승자도 출연한다. 육식을 한 경우와 채식을 한 경우에 혈중 상태를 즉석에서 비교하고, 몇 주간의 실험을 통해 결과를 보여준다.

대다수의 운동선수가 육식에서 채소·과일식으로 바뀌면서 단백질 함량이 더욱 늘어나고, 경기 결과 역시 더욱 좋아진 사례들도 나온다. 이처럼 현대 과학과 의학이 보편적인 진실이라고 말하는 정보들이 실제로는 아닐 수 있다는 것이다. 과일 역시 그러하며 스무디나 착즙주스도 무엇을 먹든 어떠한 가공식품보다 안전하고 효과가 높다. 유튜브에서 소개하는 영상이라도 간략히 보길 권한다.

주스 역시 마찬가지다. 모든 식품을 대량생산해 유통을 하게 되니 문제가 생긴 것처럼 보였다. 열을 가한 농축액을 사용하거나, 방부제로 처리하고 단맛을 내기 위해 설탕이나 액상과당, 인공감미료 등 각종 화학첨가제가 들어가면서 본연의 자연치유력을 잃게 된 것이다. 물론 비용을 더 지불하면 냉장유통되는 착즙주스를 살 수 있다. 살균·멸균해 팩에 든 유통기한이 긴 무첨가주스가 탄산음료보다 몸에 좋은 건 부정할 수 없는 진실이다.

주스는 채소·과일의 살아있는 효소와 비타민, 무기

질, 미네랄, 플라보노이드와 같은 파이토케미컬 항산화 물질들을 가장 효과적으로 섭취하는 방법이다. 인위적으로 만든 비타민C는 인간의 몸에 사용되기 위해서는 여러 과정을 거쳐야 하는데, 이를 '메틸화 과정'이라고 한다. 채소·과일을 주스로 먹었을 때는 이러한 과정이 필요 없다.

깨주스의 핵심성분인 셀러리에는 강력한 비타민C가 풍부하게 들어있는데, 우리 몸에 바로 작용할 수 있다. 섭취할 때 복잡한 분해나 변환 과정을 거치지 않고도 영양소를 즉시 세포에 전달한다. 즉, 간에서 흡수하기 위해 또 다른 에너지가 들지 않는다. 누군가는 이러한 작용을 놓고서 바로 간으로 흡수되기에 과일이 인슐린 저항성(당뇨, 비만, 고혈압의 뿌리가 되는 것)을 불러온다고 주장한다. 하지만 이는 우리가 어려운 과학적 이론을 모르더라도 상식적으로 생각해도 알 수 있다.

1500만 년이라는 긴 시간 동안 주로 채소·과일로 연명해온 인류가 과일로 인해 인슐린 저항성이 생겼다면 현재의 모습으로 결코 살아남을 수 없다. 도리어 오랜 시간 채소·과일을 통해 비타민C를 충분히 얻을 수 있었기에 살아남았다. 그러므로 간은 복잡한 합성 작업에 에너지를 낭비하지 않도록 진화했다. 그만큼 현재 우리의 몸은 살아남기 위해 고도로 최적화된 상태로 진화했음을 알아야 한다.

인간의 몸을 정화하고 해독하는 가장 강력한 기관은 간과 콩팥(신장)이다. 간은 다양한 효소를 만들어내는 동시에, 외부에서 음식을 통해 흡수되는 비타민, 무기질, 미네랄 등을 효과적으로 받아들이는 작업도 한다.

문제는 인류가 처음 먹어보는, 그것도 해독하기 힘들고 배출 또한 어려운 화학물질의 집합체인 초가공식품을 주식으로 삼게 된 것이다. 여기에 다시 한 번 고용량인 메가도스 요법(Megadose Therapy, 특정 영양소를 하루 권장 섭취량의 수십 배에서 수백 배 이상 대량으로 섭취하는 방식)으로 각종 약물까지 투입하고 있다.

인간의 몸을 구성하는 가장 큰 성분은 바로 물이다. 지구 역시 70% 이상이 물로 구성되어있다. 인간은 평균 3개월 정도는 금식해도 생존할 수 있지만, 수분 공급이 2주만 중단되도 죽음에 이른다. 산소 공급은 3분, 수분 공급은 3일만 안 되더라도 치명적인 결과를 몸에 가져올 만큼 물은 모든 생물에게 가장 중요한 에너지원이다.

갓 태어난 신생아는 몸속 물이 무려 90%에 달하지만, 나이가 들면서 물의 구성이 떨어지는 것을 노화 원인으로 보기도 하는데 이는 자연의 섭리라 보는 게 더 정확하다. 호흡, 피부, 땀, 소변 등 콩팥의 작용으로 평균 2L의 수분이 몸에서 빠져나가므로 물 2L를 마셔야 한다는 건강 정보까지 등장했다.

우리 몸을 구성하는 체액들이 단순히 물과 똑같으면 좋겠으나 절대 그렇지 않다. 혈액, 림프액, 골수 등 다양한 체액 중 진액이라고 불리는 것은 바로 채소·과일을 통한 주스와 가장 유사하며, 직접적인 공급을 해줄 수 있다. 충분한 채소·과일식을 생활화하면 특별히 물이나 소금 섭취를 굳이 강조할 필요가 없다.

그러므로 채소·과일주스에는 그 어떠한 것도 섞어서는 안 된다. 갈아먹는 스무디를 만들 때 잘 갈리지 않는다는 이유로 물이나 우유, 두유 등 다른 액체를 넣지만 넣지 않을 때 가장 효과가 크다는 점을 명심하자. 스무디 형태보다 착즙이 훨씬 더 강력한 해독제 역할을 하는 이유다. 착즙주스에도 맛을 위해 꿀이나 시럽 등 다른 음식을 첨가하지 말고, 채소·과일 원물 그대로 이용해야 한다.

채소·과일식을 주스 형태로 먹었을 때 즉시 항산화 성분들이 몸에 작용하면서 죽어있는 신경회로들과 면역 체계를 회복시키고, 궁극적으로는 자가면역질환들이 완치되는 기적을 불러일으킨다.

08

허준의 『동의보감』이 주는
인생 조언

1장에서는 건강의 상식을 뒤집는 불편한 진실에 관해 이야기했다. 내가 근본적으로 말하고자 하는 바는 살아 있는 음식을 먹으라는 것이고, 이건 1613년 허준이 완성한 『동의보감』의 내용과 일맥상통한다.

허준의 『동의보감』은 2009년 유네스코 세계 기록 유산으로 지정됐다. 이 책은 단순한 의학서가 아니다. 인간의 몸과 마음, 삶 전체를 아우르는 철학서이자 실용적인 생활 지침서다. 현대 의학이 질병을 치료하는 데 집중한다면, 『동의보감』은 애초에 병에 걸리지 않는 삶의 방식을 제시한다. 그 핵심에는 몸과 마음의 균형, 자연과의 조화라는 동양 철학의 정수가 녹아 있다.

현대 상황에 맞도록 쉽게 풀어 쓴 『동의보감』도 있으니, 한번 읽어 보는 것도 진정 건강하고 행복한 삶에 대한 선조들의 지혜를 배울 수 있는 좋은 공부가 될 것이다. 이미 500년 전, 몸이 아프면 약을 찾기 전에 마음과 생활을 돌아보라는 메시지가 많은 것을 생각하게 한다. 과학 기술이 발전할수록 『동의보감』 속 기전과 원리는 더 명확해질 것이다.

『동의보감』의 14가지 건강 지침

첫째, 잠은 약 중의 으뜸이다.

둘째, 머리는 시원하게, 발은 따뜻하게 하라.

셋째, 화를 참으면 몸은 편하고, 욕심을 줄이면 마음이 편하다.

넷째, 앉을 때는 허리를 곧게 하고, 누울 때는 옆으로 누워라.

다섯째, 기뻐하되 지나치지 말고, 슬퍼하되 오래 끌지 말라.

여섯째, 몸이 아프면 그 이유를 마음에서 찾아라.

일곱째, 약을 찾기 전에 생활을 돌아보라.

여덟째, 음식이 곧 약이요, 약은 곧 음식이다.

아홉째, 운동은 무겁게 하지 말고, 가볍게 자주 하라.

열째, 병은 입으로 들어오고, 화는 입에서 나온다.

열한째, 진단과 방식이 잘못되었다고 포기하지
말라.

열두째, 하루를 정갈하게 살면 하루가 보약이다.

열셋째, 배가 고프지 않으면 먹지 말고, 목이 마르
지 않으면 마시지 말라.

열넷째, 몸을 지나치게 아끼면 병을 부르고, 함부
로 쓰면 수명을 잃는다.

우리는
왜 주스를
마셔야 하는가

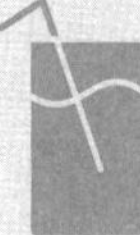

○ ○ ○

마음수행을 하는 방법인 주스요법은
오랜 시간 인류를 생존하게 해준 방법이며,
수천만 명의 사람이 효과를 보고 있다.

주스에 관한
오해와 진실

채소·과일식 주스에 관해 처음 알게 되었다면, 주스를 마셔야 한다는 말에 다음과 같은 생각이 들 것이다.

'주스 마시면 혈당이 상승한다는데?'
'과일이나 채소는 주스 형태로는 먹지 말라던데?'
'당뇨 환자는 당연히 먹으면 안 되겠지?'

우리가 언론 매체와 미디어에서 흔히 접하는 건강 정보이기 때문이다. 자, 지금부터 주스에 관한 오해와 진실을 하나씩 살펴보자.

오해1 | 과일은 당뇨를 유발한다?

가장 먼저 우리가 주스 논란에서 벗어나야 할 것은 혈당을 상승시킨다는 정보다. '과일은 당뇨를 유발하므로 먹어서는 안 된다'는 공식 지침을 내린 국가는 한 곳도 없다. 세계보건기구(WHO) 역시 마찬가지다.

인류가 불을 사용하기 시작한 시기를 대략 140만 년 전으로 보고 있다. 최근 영국에서 약 25만 년 전 부싯돌을 이용해 불을 사용한 유적을 발굴했다. 호모사피엔스가 아프리카를 벗어난 시기와 비슷하다. 그전까지는 있는 그대로 생식하며 생존한 것이다.

불을 사용하면서 음식을 조리하는 데도 큰 변화가 있었다. 그중 식물의 잎, 줄기, 뿌리 등을 물에 달이기 시작해 증상에 맞춰 먹기 시작했는데, 이것이 차 문화로 자리 잡았다. 서양에서는 허브(Herb)라고 부르며 동양에서는 약용식물 흔히 한약재로 부른다. 불을 이용해 물에 달이기 전에 약용 식물을 썼던 방법이 즙을 내서 먹는 것이었고, 현재 우리는 그것을 주스로 즐기는 것이다.

　　인류 역사상 이토록 채소와 과일을 마음껏 먹을 수 있던 시대는 없었다. 『조선왕조실록』을 보면 세종대왕이 황희 정승과 제주에서 올라온 진상품인 귤을 나누어 먹을 만큼 귀했다. 그러한 귤을 지금은 혈당 상승을 이유로 마음껏 못 먹게 하며 오렌지주스는 더더욱 멀리하게 만들고 있다. 그 결과, 각종 질환은 늘어만 가고 있다.

　　혈액에 포도당 수치를 나타내는 혈당, 그리고 적혈구의 혈색소에 당이 결합한 수치를 보여주는 당화혈색소가 높은 것은 단순한 문제가 아닌 것은 맞다. 이는 혈당을 조절하는 핵심 역할을 하는 장기인 간 상태가 안 좋다는 뜻이다. 간은 포도당을 글리코겐 형태로 저장하고 다시 사용하는데, 과도한 지방 축적으로 간이 역할을 하지 못하기 시작하면서 혈당 조절에 문제가 생기기 시작한다.

　　여기서 과일의 과당으로 인해 당뇨의 주범이라는 프레임에 갇힌다. 간을 병들게 하고 혈당조절 체계를 무너뜨린 진짜 범인은 우유나 치즈, 땅콩버터와 같은 고지방 음식들인데 말이다. 이러한 논리를 바탕으로 등장한 것이 저탄고지(저탄수화물 고지방) 식이요법이다. 육식을 옹호하는 쪽에서는 탄수화물을 당뇨의 원흉으로 지목해 고지방 육식 위주의 식단이 유일한 건강해법인 것처럼 포장하는 것이다. 단백질은 아미노산 형태로 바뀌듯 탄수화물은 포도당과 과당의 형태로 바뀌어 소화·흡수된다. 과일을 통해 들어오는 과당은 각종 비타민과 무기질, 미네랄 등이 잘 흡수되고 배출되게 하는 유기적인 역할을 한다. 죽은 음식에서는 찾아볼 수 없는 작용이다. 옥수수를 이용해 만든 액상과당으로 인해 과일이 설탕과 같다는 논리는 아무런 과학적 근거가 없다.

오해2 │ 과일은 지방간을 일으킨다?

주스가 간문맥(간과 장에 퍼져있는 정맥)을 통해 간으로 들어가는 것이 확인되자 이번에는 지방간을 일으킨다는 주장이 나왔다. 아니다.

무첨가주스는 이 과정을 통해 오히려 손상된 간세포를 치유하고 복원한다. 주스는 간이 혈액을 해독하는 기능을 도우며 각종 독성물질을 제거하고 독소를 중화한다. 또한 지방간을 일으키는 지방세포들을 분해해 쌓이지 않게 만든다. 깨끗한 혈액을 만듦으로써 간을 살리는 것이다. 간의 기능이 좋아질수록 지방세포의 흡수와 저장이 잘되고, 포도당을 잘 흡수해 우리 몸이 비상시 꺼내쓸 수 있는 글리코겐 형태로 저장하기 쉬워진다.

포도당을 흡수하지 못해서 생기는 인슐린 저항 역시 일어나지 않는다. 간 기능이 좋아지면서 담즙 생산력과 활용능력도 좋아진다. 소화흡수능력이 개선되면서 췌장의 기능이 좋아지고, 인슐린 생성과 사용 기능 또한 좋아진다. 이는 곧 혈당 상승으로 이어지는 것이 아닌, 혈당조절능력이 생기는 것이다.

오해3 │ 과일은 체온을 떨어뜨린다?

모든 질병의 원인을 체온 저하로 보는 연구결과가 나오면서 체온 유지의 중요성에 관심이 크다. 체온이 1℃

떨어지면 면역력이 30% 떨어진다는 일본의 연구가 많이 인용되고는 한다.[*]

유럽에서는 반대의 현상들이 보인다. SNS 영상들을 보면 핀란드나 노르웨이식 낮잠 방법이라고 하여 유아차에 5세 미만의 아이들을 태우고 눈이 내리는 환경에서 낮잠을 자게 한다. 어렸을 적부터 추운 환경에 적응시켜 체온조절능력을 키워주고자 하는 것이다. 북유럽이나 러시아에는 얼음물에 몸을 담그고 몸에 열을 더 내게 만들어 면역력을 기르는 문화도 있다. 종종 심장마비로 쓰러졌다는 소식도 있지만 앞으로도 여전히 건강을 지키는 방법 중 하나로 실천될 것이다. 몸에 순환을 돌게 하여 열을 내는 방법이기 때문이다.

동양 문화권에 있는 체질론과 차고 뜨거운 기운 분류로 채소·과일을 먹으면 체온이 떨어져 특히 주스를 먹으면 안 된다는 주장이 있다. 하지만 그렇지 않다. 냉증도 주스를 통해 치유할 수 있다. 신진대사와 혈액순환 기능이

---

[*]　사이토 마사시(이진후 옮김), 『체온 1도가 내 몸을 살린다』, (나라원, 2010)

좋아지면 결국 손발이나 배의 찬 기운이 좋아진다.

차가운 성질의 채소·과일주스를 먹어 손발이 차게 되는 게 아니다. 간을 회복시킴으로써 신경 독소들 역시 처리하면서 체온조절능력 또한 회복된다. 시간이 조금은 걸리더라도 수족냉증 역시 반드시 개선되니 믿음을 갖고 실천하면 된다.

오해4 | 주스를 마시면 설사하고 탈수증상이 온다?

주스를 마시면 설사하고 결국 탈수증상이 온다는 얘기도 들어본 적이 있을 것이다. 결론부터 말하면, 주스는 설사를 멎게 해준다.

설사는 인간의 일차원적인 방어작용이자 치유작용이다. 먹어서는 안 되는 것을 확인한 순간 하는 것이 구토라면, 먹었을 때 최대한 빨리 몸밖으로 배출하려는 자가방어 시스템이 설사다. 현대 의학에서도 설사를 멈추게 하는 지사제가 도리어 면역력을 해치는 것이 확인되어 지사제 사용을 최소화하고 있다.

분명 주스를 마셔 설사하는 경우도 있다. 이는 우리 몸에서 독소로 인식하지 못하는 각종 독성물질이 배출되지 못하고 남아있다가 살아있는 효소로 가득 찬 주스가 들어오면서 배출되는 치유 반응이다. 이러한 독성물질에는 가공식품과 화장품, 향수, 세제, 살충제, 제초제, 살균제, 플라스틱 등과 각종 석유화학물질 등 인류가 접하지 못했던 인위적인 중금속(자연에서 오지 않은 선크림, 데오도란트 등 화장품에 든 알루미늄, 백신과 같은 약물에 들어 있는 수은, 비소, 납, 카드뮴, 구리 등)이 있다.

과민성대장증후군이나 크론병, 대장염 등을 앓는 경우라면 장이나 담낭(쓸개), 그리고 간에 독성과 염증이 있다는 뜻이다. 비만인 경우 담낭염으로 인해 응급제거수술을 했다는 이야기도 여기에 해당한다.

항상 설사를 달고 살 때는 음식을 바꿔야 한다. 동물성 식품 중 화학적 변성이 많이 일어나며 각종 독소가 함유된 고기, 우유, 유제품(치즈, 버터 등), 달걀, 그리고 식물성 식품에는 유전자 변형이 된 GMO 콩, 옥수수를 생각할 수 있다. 기존에 간이나 장 속에 있는 바이러스나 박테리아의 먹이들이 들어오면서 염증 반응이 일어나 설사를 유발시키는 것이다.

단순히 채소·과일식을 하는 것만으로는 이들을 완전히 배출하는 데 한계가 있다. 인류가 오래전부터 배가 아프거나 설사를 멈추게 할 때 즙 형태를 사용한 것은, 강력한 항산화 역할을 하는 무기질과 미네랄, 각종 효소를 더 잘 흡수할 수 있다는 것을 오랜 경험으로 알았기 때문이다. 주스만 제대로 활용해도 장 기능 이상 증상은 많이 개선할 수 있다.

주스는 장까지 살아서 활동하는 유산균의 역할도 유일하게 할 수 있다. 유익균과 유해균의 조화를 맞출 수 있는 것은 자연에서 온 그대로이기 때문이다. 장내 바이러스나 박테리아 등 유해균들이 줄면서 간의 기능 역시 좋아지며 장내 독소들을 배출할 수 있게 된다. 염증이 담낭(쓸개)이나 췌장까지 퍼진 상태라도 소화 기능과 혈당조절능력까지 회복시키고, 이러한 원리로 주스는 결론적으로 설사를 멎게 한다. 소화불량, 설사, 변비, 구토를 하는 상황에

증상을 치료하고자 고기를 먹으라고 하는 경우는 없다. 이
것만 생각해봐도 무엇을 우선 먹어야 하는지 알게 된다.

영양제가 아닌
주스부터 먹어야 하는 이유

주스가 끊임없이 공격받는 가장 큰 이유는, 순수한 무첨가주스 사업으로 큰돈을 벌 수 있는 구조가 되지 않기 때문이다. 이는 규모가 있는 기업에서 유통하는 주스 성분과 함량 정보를 보면 쉽게 알 수 있다. 비가열주스 시스템으로 유통기간이 짧은 제품도 마찬가지다. 화학첨가제가 들어가야 유통기한이 늘어나며 맛의 변질도 막을 수 있기 때문이다. 결국 주스 자체의 본질이 훼손될 수밖에 없다.

반면 가공식품부터 영양제, 건강기능식품, 약물의 제조와 유통, 판매와 마케팅에는 거대한 자본주의가 함께 돌아간다. 쉽게 돈을 벌 수 있는 것은 반드시 문제가 생기는 게 이치다. 우리 몸에 들어오는 문제인 만큼 몸에 부작용이 생긴다. 주스에 들어있는 미네랄인 구리나 아연은 몸 속에 있는 독성 구리나 수은, 알루미늄을 배출해내는 역할을 하지만 천연 미네랄이 아닌 성분들은 반드시 부작용을 일으킨다.

약물은 사람을 살리기 위해 부작용을 감수하고 쓰지만, 그러한 효과가 마치 영양제나 건강기능식품에도 있는 것처럼 결과를 만들고 광고한다. 결국 약물과 같은 유의미한 효과도 없고, 장기간 섭취에 따른 각종 부작용이 몸에 남게 된다.

영양제의 종류는 앞으로도 계속 나올 것이다. 마치 최첨단 과학기술이 결합해 새로운 물질처럼 느껴질지 모르지만 실제로는 유행을 따라 만들어진다. 유산균, 오메가3, 크릴새우 오일, 제아크산틴, 루테인, 콜라겐, 글루타티온, 알부민 등 1970년대에 개발된 제품들이다. 어떤 것은 의료용으로 쓰이다가 식품으로 판매되기도 한다. 문제는 과연 알부민 같은 단백질 물질을 먹는다고 해서 인체에 똑같은 효과가 나타나느냐는 것이다. 홈쇼핑을 보면 그 사실을 알 수 있다. 홈쇼핑에서는 광고할 때 허위·과장 과대광고의 법적 규제 때문에 이러한 문구를 반드시 넣어야 한다.

'알부민에 대한 건강정보로 제품의 효능·효과와는 무관합니다', '연구결과가 모든 인체에 동일하게 적용되지는 않습니다', '제품은 의약품이 아닌 일반식품입니다' 등 이런 문구들이 아주 작은 글씨로 순식간에 지나간다.

2026년 1월까지도 영양제나 건강기능식품으로 유의미한 효능·효과를 인체에 가져온다는 연구결과는 없다. 모두 제품 개발을 위해 지원된, 입맛에 맞는 결과들을 제시할 뿐이다. 문제는 효능·효과는 없고 부작용을 일으킨다는 점이다. 당연한 결과다. 인체를 구성하는 비타민, 무기질, 미네랄, 단백질 등은 단순히 그 물질 자체로 발휘되지 않는다. 링거 수액의 포도당과 식염수처럼 단순한 공급원이 아니기에 효과를 보기 위해서는 반드시 부작용이 생긴다. 인위적으로 변화를 갖고 오는 작용을 해야 하므로 간과 콩팥(신장)에 무리가 따른다.

대표적인 예로, 당근에 많이 들었다고 알려진 비타민A를 영양제로 과잉섭취하면 간독성에 이른다. 자연에서 온 것은 흡수와 배출이 가능하지만 인위적으로 만든 화학 덩어리들은 배출이 어렵기 때문이다. 특히 약물이 아닌 영양제는 형태나 맛, 그리고 유통을 위한 부산물 등이 너무 많이 들어간다. 약물은 기준이 엄격하므로 수준이 높은 부산물을 쓰지만, 영양제는 잘못 먹으면 바로 간독성에 빠질 정도다. 이러한 화학첨가제들이 장기나 뇌에 독소로 쌓이는 것을 넘어 몸에 있는 바이러스나 박테리아의 먹이가 됨으로써, 또 다른 강력한 독성물질이 발생하고 결국 암과 같은 돌연변이 세포를 만들어 암의 증식을 빠르게 만든다.

가장 흔한 예가 비타민C나 칼슘 영양제를 장기간 먹거나 고용량으로 먹을 때 생기는 석회현상이다. 석회는 관절이나 콩팥, 담낭 등에 생기는 돌이다. 비타민D의 경우 심장질환을 일으킨다. 2023년 미국심장학회(ACC), 미국심장협회(AHA)를 비롯한 6곳의 미국의료기관에서 발표한 오메가3의 부작용에도 불구하고 여전히 오메가3 영양제는 매출 상위 순위를 차지한다.[*] 이 발표로 인해 2024년

---

[*]   Salim S. Virani et al., "2023 AHA/ACC/ACCP/ASPC/NLA/PCNA Guideline for the Management of Patients With Chronic Coronary Disease", *JACC* 82, No. 9 (2023)

부터 유럽을 시작으로 우리나라에도 오메가3 영양제에는 심방세동을 일으킬 수 있다는 경고문구를 넣어야 한다.

심장질환을 유발할 극명한 부작용이 있으며 관상동맥 환자에게 처방하지 말라는 것은 당연히 일반인에게도 나쁜 영향을 끼친다는 게 상식적이다. 하지만 견고해진 마케팅은 산패가 덜 된, 믿고 먹을 수 있는 차세대 오메가3 영양제의 등장으로 부작용에 대한 경고를 덮어버린다. 결국 모든 부작용에 대한 책임은 소비자 본인이 져야 한다는 것이다.

이렇듯 우리는 어떤 질환이 있을 때 영양제를 먹어서 그나마 이 정도, 라는 합리화를 하게 만드는 시대에 살고 있다. 우리나라는 외과수술 분야에서 세계 최고라 할 수 있다. 수술 전 안내서에 콕 집어 며칠 전부터 먹지 말아야 할 영양제가 오메가3다. 지혈되지 않거나 보이지 않는 출혈을 일으키며 심장박동에 영향을 끼치는 것이 확인되었기 때문이다.

소화불량, 메스꺼움, 구토, 가슴 답답함, 두통, 변비 등은 영양제가 전반적으로 가진 부작용들이다. 이외에도 외과, 산부인과, 정형외과에서 수술 전과 후 초기에 마그네슘과 멜라토닌은 마취약물 반응을 왜곡하니, 고용량 항산화제는 상처의 회복을 지연하니, 다이어트와 근육 보충제는 간과 콩팥 대사에 부담을 증가시킨다는 이유로 섭취를 금지한다. 평소에 먹어도 안전한지 싶을 만큼 부작용이 많다.

참고로 영양제는 1년, 12개월, 매일 챙겨먹을 것이 아니라 정말 필요할 때 짧은 기간 먹으면 효과를 볼 수 있다. 누군가가 효과를 봤으니 나도 먹어야 하는 대상이 아니라는 것이다. 매일 먹어도 부작용이 없는 것은 기본적으로 자연에서 온 그대로다. 그마저 환경오염으로 자유롭지 못한 상황에 매일 화학폭탄을 몸속에 던지는 행위뿐 아니라 소중한 돈까지 써가며 할 필요는 없다는 것이다. 영양제는 한 달 섭취 후 효과가 느껴졌다면 3개월 정도 먹고, 6개월은 쉬었다가 다시 3개월간 먹는 방식을 권한다. 그렇게 할 때 간과 콩팥이 자연스럽게 회복된다. 필요한 만큼의 효과를 봤다면 반드시 쉬어주는 시간이 필요하다.

매일 먹다가 안 먹는다고 해서 몸에 문제가 생기

는 영양제는 없다. 1년 내내 먹는다고 해서 질병을 예방하거나 치료하는 영양제도 없다. 모두 다 플라시보 효과(Placebo Effect, 효과가 없는 약을 진짜 약으로 믿고 복용했을 때 증상이 호전되는 현상)일 뿐이라고 외치는 건 아니다. 영양제 역시 화학 덩어리라는 관점의 전환을 갖자는 것이다. 수십 알의 영양제에 더해 일상생활에서 추가되는 가공식품과 약물까지 몸속에서 부딪히면 좋을 게 하나도 없다.

영양제의 목적은 단백질이나 비타민, 무기질, 미네랄을 보충하는 것인데, 이것을 부작용 없이 보충할 수 있는 것이 바로 주스다. 그중에서도 까주스와 깨주스는 걱정할 여지가 없는 가장 효과적인 구성의 주스다. 살아있는 음식을 통해 먼저 실천해보고 나서 잘되지 않았을 때 필요한 것이 약물이라는 발상의 전환, 그리고 소비 패턴이 바뀔 때 우리 몸도 함께 긍정적으로 변화될 수 있다.

좋은 것을 함께한다며 주스와 영양제를 동시에 섭취하는 것도 좋지 않다. 주스는 영양제에 있는 독소를 배출하느라 기존에 쌓인 독소를 처리하지 못한다. 주스에 대한 공포와 불안을 대체하기 위한 곡물 발효 효소도 마찬가지다. 또한 화학첨가제가 전혀 들어가지 않은 분말가루, 즉 생식을 주스에 타먹지 않길 바란다. 신선한 주스가 주는 살아있는 효소를 있는 그대로 섭취하는 게 가장 효과가 좋다.

영양제를 챙겨먹는 사람들은 건강에 관심이 많은 편에 속하고 진심으로 자신의 몸을 소중히 여겨 아프지 않고 건강하게 지내려는 목표가 있다. 그 노력을 자연에서 온 채소·과일을 주스로 섭취하는 방법부터 우선 습관을 들이고, 그런데도 불편한 증상이나 불안한 마음이 들 때 약물의 도움을 받는 게 가장 좋은 순서라는 것을 다시 한 번 말한다. 영양제나 약물은 받아들일 준비를 하고 먹었을 때 더욱 효과를 볼 수 있다.

사과, 당근, 양배추, 케일, 셀러리

까주스와 깨주스에 공통으로 들어가는 과일이 사과다. 과일의 과당을 공격하는 데에 그나마 가장 자유로운 게 사과다.

간혹 사과를 '나무에 열리는 설탕'이라고 표현하기도 하는데, 이는 설탕의 구성이 포도당+과당이기 때문이다. 설탕을 포함한 과당을 적당량 먹으면 에너지원으로 이용되어 문제없지만, 과할 때는 중성지방 합성을 촉진한다. 우리 몸에 더 빨리 중성지방이 쌓이게 만든다는 것이다.

사람들이 말하는 과당의 문제는 과일이 아닌 가공식품 속 액상과당 때문이다. 까주스가 유명해지면서 까주스 섭취로 마치 중성지방이 높아진 것처럼 방송하는 프로

그램들이 있었는데 전형적인 통계와 표본의 오류다. 사과만 먹고 사는 프루테리언(Fruitarian, 채식주의의 일종으로 식물의 열매만 먹는 사람들)들 모두 중성지방 수치가 높아야 할텐데 사실은 그렇지 않다.

과일의 과당은 단백질과 미네랄을 세포에 결합시키고 노폐물을 배출하는 데 꼭 필요한 에너지원이다. 하지만 설탕이나 액상과당은 이 역할을 하지 못한다. 심지어 가짜 허기를 유발해 끊임없이 더 먹게 만들어 지방으로 축적해 결국 만성염증 덩어리인 비만으로 가게 한다.

재료1 │ 달콤새콤한 팔방미인, 사과

사과는 식이섬유를 비롯해 비타민, 무기질, 미네랄이 몸에 잘 흡수되게 할 뿐만 아니라 단맛을 통해 인류가 필요한 영양소들을 섭취할 수 있게 만든 진화의 산물이다. 과일 속 다양한 영양소가 당뇨병 환자의 인슐린 저항성을 개선하고, 산화에 따른 스트레스를 줄이는 효과 등을 통해 혈압을 낮추고 혈당 조절과 합병증 예방에 도움을 주는 것이 확인되었음에도 '하루에 사과를 반쪽만 먹어야 한다'는 정보가 계속 나오는 건 특정한 의도가 있다고 볼 수밖에 없다. 상대성 이론으로 알려진 천재 과학자 아인슈타인은 "과학이 과학자에게 생계수단만 아니라면 경이로울 텐데!"라는 말을 남겼다. 과학의 목적과 그 한계에 대해 우리는 생각해야 한다. 최소한 사과만큼은 흔들리지 말고, 챙겨먹길 바란다.

사과에는 펙틴이라는 성분이 있는데 과일의 껍질과 속살에 풍부하게 들어있는 수용성 식이섬유다. 펙틴은 장내 가스 생성 속도를 조절하고 장운동을 촉진해 변비를 예방하고 해결해준다. 또한 콜레스테롤을 흡착해 배출해내는 효능도 있다. 특히 껍질에 많은 퀘르세틴은 강력한 항염, 항산화 성분으로 염증을 완화해 혈당을 안정시켜 당뇨 합병증을 예방한다. 통풍이나 축농증, 알레르기 등 질병을 완화하는 효과도 있다.

사과가 가진 풍부한 구연산과 비타민C, 칼륨의 조합은 피로해소, 면역력 개선, 피부미용에도 탁월한 효과가 있으니 19세기 영국에서 '매일 사과 한 알이면 의사가 필요 없다'는 속담이 생긴 것도 이해된다.

재료2 | 만국공통 슈퍼푸드, 당근

당근은 중동을 시작으로 전 세계에 퍼진 재료로, 인간뿐 아니라 포유류에게 엄청난 에너지를 전달해주는 슈퍼푸드다. 당근이나 호박에서 볼 수 있는 선명한 주황빛은 식물이 스스로를 보호하기 위해 만들어낸 카로티노이드라는 색소 성분에서 나온다. 카로티노이드는 필요할 때 비타민A로 전환되어 망막에서 중요한 역할을 하는 로돕신이라는 물질 생성에 도움을 준다. 간의 역할을 도와주면서 눈건강까지 좋아지는 원리다. 흡수와 배출을 자연스럽게 할 수 있도록 하는 당근이 눈에도 가장 좋다.

카로티노이드 중에서도 가장 대표적인 것이 바로 베타카로틴이다. 베타카로틴은 우리 몸속 세포가 노화하거나 녹스는 것을 막아주는 강력한 항산화제 역할을 할 뿐만 아니라 필요할 때마다 우리 몸의 필수 영양소인 비타민 A로 변신한다. 또한 당근이 흙 속의 해로운 곰팡이나 세균으로부터 스스로를 지키기 위해 만들어낸 폴리아세틸렌은 항염과 항암 작용을 한다.

당근에는 비타민A, 루테인, 제아크산틴과 같이 눈건강을 지키는 황색 색소계 항산화 물질이 함유되어 있으면서 망막손상을 억제하는 효과가 있다. 여기서 기억해야 할 것은 당근에는 베타카로틴만 있는 게 아니라 우리 몸의 생존을 위해 필요한 강력한 항산화 효과를 가진 알파카로틴과 수십, 수백 종류의 파이토케미컬이 있다는 것이다.

이토록 훌륭한 당근을 어떻게 먹어야 할까. 많은 사람들이 기름과 함께 볶거나 익혀서 먹지만 그렇게 하면 영양소들이 열에 의해 파괴되어 흡수율이 낮아진다. 당근은 착즙 방식을 통해 세포벽(섬유소)으로부터 영양소를 잘 짜내 흡수율을 높이고 신선하게 먹을 수 있는 대표적인 주스 재료다.

특히 당근에 많은 비타민A와 베타카로틴은 영양제로 먹을 때 효과가 없으며 부작용이 있다. 미국질병예방특

별위원회(USPSTF)는 건강한 성인이 베타카로틴 보충제를 먹으면 근육과 통증, 탈모 등을 초래할 수 있다고 밝히며 비타민은 보충제가 아니라고 했다. 동시에 비타민은 과일과 채소를 먹는 방식으로 섭취하라고 했다.[*]

재료3 | 위건강에 필수, 양배추

양배추에는 브로콜리에도 풍부한 설포라판이 많이 들어있다. 설포라판은 단순한 영양소를 넘어 우리 몸의 적혈구계 유전자를 건드려 해독효소를 만들고, 강력한 항산화 작용을 한다. 양배추 역시 열을 가하지 않고 먹을 때 많은 영양소를 얻을 수 있다. 위궤양이나 위염, 위세포를 재생·회복하는 데 탁월한 효과를 보이는 비타민U도 풍부한

---

[*] Preventive Services Task Force, "Vitamin, mineral, and multivitamin supplementation to prevent cardiovascular disease and cancer: US Preventive Services Task Force Recommendation Statement," *JAMA* 327, no. 23 (2022): 2326–2333
이병문 기자, "비타민제는 무조건 좋다? 흡연자가 섭취 땐 폐암 위험 증폭", 매일경제, 2022 09. 09

데, 특히 비타민U는 열에 약하기 때문에 생으로 먹으면 좋다. 위암 환자들이 양배추즙을 많이 먹는 이유가 바로 이 때문이다.

양배추는 생으로 먹으면 맵고 아리거나 비린 맛을 느낄 수 있어서, 처음 먹으면 먹기 쉽지 않지만 당근, 사과와 함께 주스로 먹으면 편하게 마실 수 있다. 비율은 당근, 양배추, 사과를 2:1:2의 비율로 할 수 있지만, 양배추는 각자 입맛에 맞춰 점차 양을 늘려나가면 된다.

특히 유아기 어린이나 청소년은 맛으로 인해 아예 먹지 않는 경우가 있으니, 양배추는 넣지 않고 당근과 사과로 주스에 익숙하게 한 다음 소량씩 늘려나가는 방법이 좋다. 아무리 몸에 좋다고 해도 맛이 없으면 꾸준히 먹기가 힘들다.

참고로 양배추에만 있는 게 아님에도 갑상선기능에 영향을 줄 수 있는 고이트로젠 성분을 걱정하는 사람들이 있는데, 전혀 사실이 아니므로 걱정하지 말고 먹길 바란다.

재료4 | 쌉쌀하지만 효과는 강력한, 케일

케일은 면역력 강화 슈퍼푸드로 알려지며 전 세계적으로 수요가 늘고 있는 채소다. 양배추와 같은 십자화과에 속하는데, 주로 쌈이나 주스로 먹는다. 특히 케일에는 비타민K, A, C, 루테인, 칼슘 등 영양소가 풍부하다. 식이섬유가 많은 채소여서 변비 예방, 체중 조절, 피부 개선 등 항산화 역할을 한다. 서양에서는 셀러리와 함께 주스로 많이 먹고 있다.

케일은 우리 입맛에는 쓴맛이 강하게 느껴질 수 있어 셀러리와 사과 등과 함께 먹으면 맛과 영양 모두 챙길 수 있다. 케일을 분말가루로 판매하기도 하는데, 효소 분말가루를 만들 때 동결 건조를 해서 무첨가인 제품이면 먹어도 괜찮다. 이게 곧 생식가루다.

재료5 | 항염과 면역력 강화를 동시에, 셀러리

셀러리는 항염 효과와 면역력 강화에 좋은 채소다. 비타민K, C, B6, 칼륨, 엽산이 풍부해 산화 스트레스를 억제하며 면역 기능을 강화한다. 관절염, 연골염 등 각종 염증완화에도 효과가 있다. 또한 셀러리 속 아피게닌은 우리 몸의 노후한 세포를 스스로 청소하는 오토파지(자가포식) 기능을 활성화한다. 공복에 마시는 셀러리주스가 몸을 가볍게 깨우는 해독제라 불리는 이유가 여기에 있다.

셀러리는 당근과 마찬가지로 제아크산틴, 루테인 성분이 있어 눈건강과 황반변성을 예방한다. 셀러리의 독특한 성분인 L-3-n-부틸프탈라이드는 뇌의 혈액순환을 돕고 신경세포를 보호하여 기억상실, 건망증, 알츠하이머병, 치매 등의 예방에 도움을 주는 것으로 알려져 있다. 이 밖에도 퀘르세틴, 칼슘, 아연, 망간, 셀레늄, 인, 니아신 등 수백 종류의 무기질이 함유되어 있다.

까주스가 독소배출로 간과 콩팥을 회복시키면서 위

와 장을 편하게 해준다면, 깨주스는 간의 순환과 해독 기능을 깨워 림프 시스템을 작동시켜 준다고 이해하면 된다. 당근, 양배추, 케일, 셀러리가 간의 열을 내리면서 해독 스위치를 켜주고 순환을 도우며 사과가 배출을 돕는 구조다. 일반적인 채소·과일주스 중에서 가장 강력하게 해독과 면역력 향상을 가져오는 조합이다.

독소와 부종을 빼주는
까주스의 효능

1 | 부종

주스를 통해 효과를 즉각적으로 확인할 수 있는 것이 부종이다. 몸이 붓는 증상을 말하는데 라면을 먹고 난 다음 날 붓는 얼굴도, 항암 치료로 전신이 붓는 것도, 삐거나 다쳤을 때 발목이나 관절이 붓는 것도 부종이다.

부종을 이해하기 위해서는 림프 시스템을 알아야 한다. 우리 몸에는 혈관에 혈액이 흐르는 것처럼 림프액이 흐르는 림프관이 있는데 이를 림프 시스템이라 부른다. 전통 의학서에는 이를 기경팔맥(奇經八脈)이라 불렀다. 림프액이 정체되어 있는 곳들이 주로 침을 놓는 혈자리에 해당한다. 수천 년 전의 인체 구조에서 파악될 만큼 중요한 역할을 하는 곳이다. 혈관이 산소와 각종 영양분을 공급하는 상수도라면 림프관은 몸 안에서 생기는 활성산소를 비롯해 각종 쓰레기를 모으고 배출하는 하수도 역할을 한다. 혈액이 평균 5L 정도면 림프액은 15L에 달한다.

백혈구나 면역세포들처럼 림프 시스템도 방어 시스템의 역할을 하는데 주로 집중적으로 모여있는 곳이 귀 뒤, 목, 가슴, 겨드랑이, 사타구니다. 몸에 독소가 쌓이면 림프 주머니에 가둬놓고 이를 희석해 배출시키기 위해 수분을 일시적으로 끌어오는데, 이 과정에서 몸이 붓게 된다. 즉, 부종이 있다는 것은 단순히 살이 쪘다기보다는 현재 내 몸에 독소가 과도하게 쌓여있으며 배출이 잘 이뤄지지 않는다는 신호다.

부종이 있다면 당연히 여기에 관여하는 간과 콩팥(신장) 기능도 부하가 걸려있을 확률이 높다. 주스는 강력하고 깨끗한 전해질과 수분을 공급함으로써 림프 시스템의 배출 기능을 돕는다. 며칠만 주스를 지속적으로 먹어도 부종이 빠지는 것을 느낄 수 있다. 림프 시스템이 작동하기 시작하면 간과 신장이 회복하면서 바이러스와 박테리아 처리가 원활하고, 림프 시스템의 기능이 개선되는 선순환으로 면역력의 균형이 맞춰져 건강히 지낼 수 있다.

2 | 소화기관, 췌장 기능, 변비, 아토피

주스는 간의 독소를 배출해 소화 기능을 높인다. 간 기능이 좋아지면 담즙의 생산과 보유량이 늘어나고, 이는 소화 흡수력을 좋게 만든다. 소화 흡수력이 좋아지면 다양한 소화 효소가 제 기능을 하게 되면서 만성소화불량과 복부팽만 증상까지 개선되는 결과를 가져온다. 만성위염, 소화불량, 역류성식도염, 복부팽만 등의 증상은 간 기능이 함께 개선될 때 완치로 이어진다.

간과 연결된 곳 중 하나가 손톱인데, 전통 의학에서는 오래전부터 눈과 손톱은 간과 연결이 되어 그 상태를 보고 간 기능을 알 수 있다고 기록해왔다. 그 이유로는 기혈 순행, 즉 신경의 흐름을 뜻하는 기경팔맥으로 설명한다. 현대 의학에서는 곰팡이균 외에는 특별한 원인을 찾지 못하고 있지만, 장기간 까주스를 마시면 미네랄 공급이 원활해지면서 잘 부러지지 않는 건강한 손톱을 얻게 된다.

주스는 변비에도 도움이 된다. 과도한 지방과 동물성 단백질이 들어오면서 간과 췌장이 약해지고, 이를 개선하려고 우리의 뇌는 위산과 소화효소를 많이 분비하도록 명령을 내린다. 이 시간이 너무 길어지면 결국 소화액이 제대로 작동하지 못하면서 제거되지 못한 각종 독소가 장에 남는데, 이것이 바로 변비다.

변비의 원인 역시 바이러스, 가공식품, 환경 호르몬 등으로 간과 위 기능이 약해지면서 배출하지 못하게 되어 생기는 것이다. 까주스에 들어있는 미네랄들은 단순한 식이섬유의 역할을 뛰어넘어 이러한 독소들을 배출할 수 있도록 돕는다. 혈액을 맑게 하여 간 기능을 회복하고 이를 통해 담즙 생산이 원활해지고 위장 기능이 살아난다. 궁극적으로는 췌장 기능이 좋아지는 결과를 가져온다.

이러한 원리에 따라 주스를 통해 현대 의학에서 가장 어렵다고 보는 췌장암도 회복될 수 있다. 독소배출이 되지 않아 생기는 변비를 방치하면 결국 각종 암에 이르게 된다는 논리가 성립하는 이유다.

변비가 심해지면 비염이나 아토피로 연결된다. 아토피나 비염을 완치하다보면 저절로 변비도 좋아진다. 탄수화물 비중을 낮추고 양질의 지방을 섭취해도 몸에 지방 비중이 높아지면 산소가 혈액이나 피부에 들어가는 것을 방해한다. 살이 찌지 않아도 지방 비중이 크면 피부가 건조해지고 갈라진다.

피부는 독소를 제거해주는 간과 산소를 공급해주는 폐와 밀접한 관련이 있는 조직이다. 독소를 배출하는 가장 면적이 넓은 기관이기도 하다. 간이 지방과 독소로 채워지거나 화학물질에 노출되어 폐가 제 기능을 하지 못하면서 피부로 독소를 배출하는 작용이 바로 비염과 아토피다. 주스는 이러한 독소를 중화하여 배출하고 혈액 속 지방과도 결합해 더욱 손쉽게 분해되고 몸밖으로 빠져나갈 수 있도록 한다.

건조하고 갈라진 피부를 위해 바르는 보습제는 증상을 일시적으로 좋아지게 하는 것처럼 보일 뿐 제품의 화학성분이 다시 간을 힘들게 한다는 점을 이해하자. 약물이나 화장품 등 보조수단이 많이 병행되는 건선, 습진, 아토피 질환의 경우는 다른 질환보다 좀 더 오랜 시간 주스를 마셔야 한다.

3 │ 백내장, 녹내장, 비문증, 당뇨병성 망막병증, 황반변성, 안구건조증

부종, 소화기관 다음으로 까주스의 큰 효과를 느낄 수 있는 것이 바로 흐릿한 눈이 뚜렷해지는 현상이다. 당근에 들어있는 베타카로틴과 카로티노이드 성분은 비타민A가 되기 전 물질인 로돕신과 요돕신이라는 물질을 생성하는 원료가 된다. 로돕신과 요돕신은 사물을 또렷하고 선명하게 인지하게 하는 효과가 있다.

눈에 치명적으로 작용하는 독소 중 하나가 수은이다. 중금속 중에서도 수은은 미량으로도 시력을 잃게 만든다. 이유 없이 눈 건강이 좋지 않다면 아말감이 들어간 치과 충

전재를 하고 있지는 않은지 살펴보기 바란다. 아말감에는 수은이 있어 눈신경으로 쉽게 들어갈 수 있기 때문이다.

알루미늄 역시 시력을 떨어뜨리므로 일부 선크림, 화장품, 향수, 스프레이를 사용할 때 눈에 들어가지 않도록 주의해야 한다. 백신이나 약물 역시 마찬가지다. 바이러스 역시 눈건강에 악영향을 준다.

당근, 양배추, 사과에 있는 항산화 성분 중에서도 아연과 구리는 독성 중금속 배출과 함께 바이러스의 활동을 억제한다. 비타민C 역시 백내장이나 결막염, 각막질환에 천연 항생제와 소염제 역할을 하여 예방과 회복을 하는 데 도움을 준다.

4 │ 현기증, 어지럼증, 메니에르병

까주스는 희귀 질환으로 분류되는 어지럼증에도 좋다. 모든 증상에 대한 원인이 명확히 밝혀지면 좋겠지만, 특히 균형감각에 대한 증상은 복잡하게 얽혀있어 진단이 매우 까다롭다. 앉았다가 일어날 때 순간 어지러우면 기립성저혈압증, 고개를 돌릴 때 빙글빙글 바닥이 돌거나 울렁거리는 증상은 이석증으로 진단되고는 한다. 머리에 강한 충격이 있는 뇌진탕, 뇌졸중이나 뇌종양이 의심되어 하는 CT나 MRI 검사가 아닌 이상 정확한 파악이 어렵다. 그러니 수시로 찾아오는 현기증은 일상생활에서 큰 불안과 불편을 일으킨다.

어지럼증은 뇌신경의 하나인 미주신경이 독소에 노출될 때 나타나게 된다. 뇌간에서 시작해 목과 가슴을 거쳐 복부까지 이어져 있는 미주신경은 아주 예민한 신경 중 하나다. 각종 검사에 염증 반응이 나오지 않을 정도로 아주 미세한 양의 독소에 노출돼도 즉시 방어기제를 가동한다. 이것이 검사상 이상 없음에도 울렁증이나 구토로 이어지는 이유다.

돌이나 칼슘 결정체가 귓속에서 돌아다니며 생긴다고 하는 이석증은 시간이 지나면 제자리를 찾으며 호전되는 경우가 많지만, 메니에르병은 만성염증처럼 생긴다. 메니에르병은 갑작스러운 어지럼증, 난청이 반복적으로 나타나는 질환이다. 소염제나 항생제 등은 아직까지 뇌세포에 생긴 염증을 효과적으로 치료하지 못한다. 그러니 까주스에 있는 항산화 성분이 최고의 소염제 역할을 하면서 미주신경의 염증을 치료해 현기증, 어지럼증, 메니에르병과 같은 증상을 개선한다. 까주스는 간의 해독을 돕는다. 간에 쌓인 모든 독소와 오염물질이 배출되기 시작하면서 비로소 미주신경을 치료하는 기전이 작동하게 된다.

5 │ 식이장애와 감정장애

음식만 먹으면 토하는 거식증, 음식을 토할 때까지 먹는 폭식증, 배가 부른데 끊임없이 먹어야 하는 과식 등 섭식장애로 고통받는 경우가 많다. 이러한 증상은 호르몬이나 심리적 또는 복합적 원인으로 나타난다.

식이장애는 극심한 스트레스로 인한 호르몬의 불균형, 환경 호르몬 노출로 인해 몸에 축적된 독성 중금속, 가공식품에 들어있는 화학첨가제의 부작용이 대표적인 원인이다. 약물로 치료하기가 어려운 이유다. 이때 주스에 들어있는 항산화 성분과 미네랄이 뇌에 천연신경 전달 화학물질을 준다. 뉴런을 회복·재생하게 되면서 전기신호를 차단하는 수은이나 알루미늄을 배출해 식이장애를 치유하도록 해준다. 주스에 들어있는 식물성 호르몬들도 내분비 시스템을 회복시킨다. 위장의 소화 기능도 개선함에 따라 적절한 음식을 섭취할 수 있도록 해준다.

뇌와 장의 기능과 연결된 또 하나가 감정이다. 짜증, 화, 신경질, 걱정, 우울증, 조울증 등 과도한 감정들을 비롯한 정신질환도 주스를 통해 완화될 수 있다. 단순한 신경질이나 짜증의 경우는 1~2주 정도 꾸준히 매일 주스를 마셔도 좋아지는 걸 느낄 수 있다. 스트레스 호르몬이라 불리는 코르티솔은 부신이라는 장기에서 생성되는데 주스는 부신의 기능을 회복시킨다.

커피를 과도하게 먹으면 부신피로증후군에 걸리게 되어 점차 카페인에 의존하게 된다. 카페인으로 인해 스트레스 호르몬인 코르티솔을 생산해내 순간 각성을 하게 만든다. 부신의 기능이 약해질수록 더욱 많은 양의 카페인을 필요로 하게 되고 결국 카페인 내성에 생기는 단계까지 이르게 된다. 신경, 초조, 불안, 우울한 감정들을 조절하려고 커피를 마셨다면 주스로 바꾸는 것이 근본적인 해결책이 된다. 카페인은 뇌를 지치게 하지만 주스는 뇌를 활성화하기 때문이다.

6 │ 부정맥, 협심증, 심근경색, 뇌경색, 뇌졸중

고혈압과 고콜레스테롤 역시 간의 이상으로 생기는 현상이다. 혈전이 많이 생기면 결국 심장혈관질환이나 뇌혈관질환이 생긴다. 간이 제대로 해독하지 못하면서 부산물이 마치 젤리처럼 쌓이는데, 어느날 일부가 간에서 빠져나와 심장판막을 지나치다가 판막이 살짝 붙는다. 그러면 심장박동이 크게 뛰거나 박동이 목에서 느껴질 수 있다.

혈관을 막는 혈전처럼 뇌졸중이나 심근경색을 일으키지는 않지만 일상생활에서 불편함을 유발한다. 까주스는 이러한 물질들을 녹이고 분산시키는 역할을 하며 그 어떠한 부작용도 심장에 주지 않는다.

7 | 손떨림, 경련, 강박, 불면증

떨림은 마그네슘 부족만으로 오는 게 아니다. 수은이나 알루미늄 같은 독성 중금속이 원인으로 간 해독을 해줘야 한다. 독소가 몸에 많이 쌓이면서 과도한 스트레스, 상심, 대인 갈등, 오해, 상실감, 끝없는 걱정 등 감정상의 교란이 생기면 불면증이 생긴다. 까주스는 간 해독과 함께 신경전달물질을 복원하며 신경안정을 통해 손떨림, 경련, 강박, 불면증을 개선한다.

몸 안에 독소가 쌓이는 유방이나 자궁과 관련된 질환들도 좋아지는 원리다.

05

면역과 치매,
두통에 좋은 깨주스의 효능

1 | 자가면역질환
(류머티즘, 관절염, 루푸스, 습진, 건선, 백반증)

뇌의 기능이 좋아지면서 함께 호전될 수 있는 것이 자가면역질환이다. 어찌 보면 환자에게 죄책감이 들게 만드는 진단명이라 생각한다. 내 몸을 내가 스스로 공격한다는 뜻이니 말이다.

우리 몸은 자신을 보호하게끔 설계되어있다. 이러한 고유의 기능들이 유전적인 요인보다는 환경이나 음식 섭취로 인한 오염으로 점차 망가져서 질병으로 나타난다. 비염이나 아토피가 가장 흔하게 독소를 몸밖으로 배출하는 작용이다.

그러니 자가면역질환은 면역체계가 이상하게 반응해서라는 설명이 아닌, 이렇게 다시 진단하고 싶다. 뇌의 호르몬 조절 기능과 전달 기능이 떨어지면서 몸속에 있는 바이러스나 세균에 대한 대응이 제대로 되지 못한다고.

2025년 노벨 생리의학상은 대표적인 면역세포인 T세포 중에서 조절T세포의 역할과 기능을 밝힌 세 명의 과학자에게 돌아갔다. 몸속에 침투한 바이러스나 세균이 세포를 공격하면 이를 감지하고 T세포들이 출동해 백혈구와 함께 싸우기 시작한다. 이때 말 그대로 T세포들을 조절하는 T세포들이 있는데, 이들을 '조절T세포'라고 부른다. 면역세포들의 기능이 잘못되는 것을 방지하면서 인체 스스로 자연치유력이 있다는 구체적인 기전을 밝힘으로써 노벨상을 타게 된 것이다. 이렇게 우리 몸은 충분히 제 기능을 발휘할 수 있게 환경만 조성해줘도 약물의 도움 없이 해결될 증상이 너무나 많다.

자가면역질환은 그 증상에 따라, 그리고 확인되는 새로운 바이러스나 세포에 붙여지는 이름에 맞춰 점점 더 복잡하고 세분화될 것이다. 대표적으로 류머티즘, 관절염, 루푸스, 습진, 건선, 백반증 등이다.

내 스스로 나를 공격한다는 논리에 환자는 죽을 때까지 회복될 수 없다는 절망감에 사로잡히게 된다. 이는 다시금 몸의 면역력을 떨어뜨려 이상 없는 다른 신체조직들까지도 망가뜨리는 악순환을 불러일으킨다.

자가면역질환 역시 바이러스에 의한 공격이다. 다만, 인간의 몸에 수은, 구리, 알루미늄과 같은 중금속 축적이 늘어나면서 독성 중금속과 반응해 관절이나 피부 등에 염증 반응이 강하게 생겨나는 것이다. 깨주스는 이런 독성 중금속을 완전히 배출하는 원리로 바이러스의 활동을 제한한다.

우리 몸에서 바이러스나 세균, 그리고 박테리아 등 미생물을 완전히 없애는 것은 절대 불가하다. 미생물들은 자연의 시작이자 인간의 몸을 구성하는 일부분이기 때문이다. 이를 항생제나 소염제, 스테로이드제 또는 항암제로 완전히 없앨 수 없는 이유다. 해결책은 이들을 자극하고 활성화하는 독소의 섭취를 줄이고 잘 배출해주는 음식을 먹는 것이다.

깨주스는 자가면역질환이라는 진단명에서 벗어나 우리 몸을 해독하는 방법으로 반드시 좋아지게 할 수 있다. 문제는 2~4주에 걸쳐 금방 증상이 호전되는 비염이나 아토피도 있지만, 1년 이상 꾸준한 실천이 필요하기도 하고, 나아가 3년 정도의 시간을 잘 견뎌내야 한다는 점이다. 특히 아토피는 스트레스에 많이 반응한다. 마음수행이 함께 필요한 질환이다. 시간을 단축하기 위해서는 깨주스뿐 아니라 생활습관 전반을 개선하려는 노력이 필요하다. (세부적인 방법들은 3장에서 자세히 다룬다.)

2 | 부신

콩팥(신장) 위에 붙어있다고 해서 부신이라 불리는 장기가 있다. 콩팥처럼 양쪽에 두 개가 있다. 부신에서는 우리가 많이 들어본 아드레날린 호르몬이 생성된다. 스트레스 호르몬으로 불리는 코르티솔도 마찬가지다. 여전히 밝혀지지 않은 호르몬 복합체들이 부신에서 만들어진다.

인체의 장기는 아주 오랜 시간 최적화된 산물로, 부신이 두 개인 것에는 이유가 있다. 평소 균형을 맞추면서 적절하게 회복할 시간을 갖기 위해서다. 이러한 균형이 무너져 과도하게 일하게 되면 점차 두 개 모두 약해지는 결과를 낳고, 현대 의학에서는 이를 부신피로증후군이라 일컫는다. 우리가 흔하게 먹는 대표적인 카페인 음료인 커피가 정상적인 호르몬 작용을 억제함으로써 병이 시작된다.

깨주스는 장기 중에서도 간과 신장, 그리고 부신에 빠르고 직접적으로 작용하기에 그 효과가 탁월하다. 깨주스를 구성하는 셀러리는 특히 효과가 크다. 바로 셀러리에 많이 함유된 나트륨 덕분이다. 나트륨은 바다나 산에서 나는 양질의 소금과는 그 역할이 다른데, 채소·과일식을 충분히 하면 별도의 소금 섭취가 필요 없는 이유와 같다. 가끔 착즙주스에 소금을 뿌려 먹는 경우가 있는데, 깨주스 자체의 나트륨 작용을 방해하니 반드시 있는 그대로 섭취하기 바란다.

3 │ 두통, 편두통

오랫동안 인류를 괴롭혀오면서도 여전히 정복되지 않은 만성질환이 두통과 편두통이다. 그만큼 원인이 다양함을 뜻한다.

여러 원인들 중에는 향수나 화장품, 방향제, 섬유유연제 등 후각을 자극하는 환경을 제한만 해도 좋아진다. 강력한 진통제가 소용없는 이유이기도 하다. 진통제는 결국 뇌신경을 차단하는 것이라는 것을 이해해야 한다.

마약성 진통제처럼 카페인에도 두통에 일시적인 효과가 있는 것 같지만 결국 내성이 생기게 마련이다. 카페인 내성으로 인한 극심한 두통과 편두통을 이겨내기 위해서는 최소한 2주의 피나는 재활기간이 필요하다. 이때 깨주스가 부신의 기능을 개선하면서 콩팥과 간이 좋아진다. 이는 혈액에 더욱 원활한 산소와 에너지 공급을 가져오며 몸에 쌓인 독소와 염증을 개선하면서 최종 통증에서 벗어나게 한다.

통증이란 열과 마찬가지로 우리 몸이 스스로 정화

하는 과정 중에 나타나는 신호로 이해할 때 두통과 편두통에서 자유로워질 수 있다. 심리적인 변화, 즉 마음이 통증을 느끼고 조절하는 데에 영향을 미치는 것이 크다.

4 | 치매, 알츠하이머병, 루게릭병, 자폐스펙트럼

현대인을 공포에 떨게 만드는 진단 중 하나가 치매다. 뇌의 신경세포들이 기능하지 못하면서 기억에 문제가 생기고, 결국 신체활동에 여러 제약을 준다.

신경세포물질들의 신호를 방해하고 회복 재생을 막는 가장 큰 원인은 중금속이다. 알루미늄, 수은, 비소, 카드뮴, 구리 등 자연에서 오는 일반적인 중금속이 아니다. 우리는 우리가 인식하지 못할 만큼 다양한 중금속에 노출되어 있다. 립스틱이나 데오드란트와 같은 화장품, 알루미늄 호일, 각종 금속용기, 심지어 파이프를 통해 접하는 수돗물에도 있다. 매일 노출되는 자동차나 공장의 매연, 그리고 미세먼지로 호흡을 통해 들어온 중금속도 있다.

뇌는 자기 스스로를 지키기 위해 여러 겹의 장벽을 갖고 있지만 새로운 물질, 특히 중금속은 이러한 장벽을 무력화시킨다. 태아의 태반도 속수무책으로 뚫리면서 뇌를 비롯한 장기발달에 영향을 주는 것과 같다.

이러한 중금속을 가장 효과적으로 배출해줄 수 있는 것이 깨주스다. 토양의 오염과 농약 사용으로 채소·과일을 공격하지만, 결국 항산화 성분이 가장 풍부한 것은 채소·과일이다. 인위적으로 만든 영양제나 약물은 한계가 있다.[*] 인간의 뇌를 육체적인 기능이 다할 때까지 정상적으로 사용할 수 있게 해주는 최고의 에너지원이자 독소를 배출해주는 대표적인 채소·과일이 케일, 셀러리, 사과다.

치매, 알츠하이머병, 루게릭병, 자폐스펙트럼 등 뇌질환과 관련된 증상들은 결국 뉴런이라는 물질을 회복하고 재생하는 데 관련이 있다. 이때 필요한 에너지 공급을 원활하게 하는 전해질은 착즙으로 더욱 잘 전달된다.

핵심은 부작용 없이 에너지 공급과 독소배출을 할

---

[*] 고든 정 과학 칼럼니스트, "미세먼지엔 삼겹살? 폐 염증 줄이는 음식 따로 있다", 서울신문, 2025. 12. 11

수 있어야 한다는 점인데, 뇌에서 산화반응을 일으키는 중금속을 중성화하고 배출하려면 깨주스의 양이 1L 정도 필요하다. 현대 의학이 주는 여러 시도를 거치고 더 이상 방도가 없다는 얘기가 나온 후에 음식으로 치료하려 하지 말고, 처음 증상이 나타났을 때 고용량의 깨주스를 실천하는 것이 완전치유의 첫 번째 방법이다. (구체적으로 하루에 얼마나 어떤 식으로 먹어야 하는지는 4장에서 자세히 다룬다.)

06

사과, 당근, 양배추,
케일, 셀러리 알레르기가 있다?

특정 음식에 발진이나 두드러기, 구토, 설사 등이 생기면 알레르기 반응이 있다고 한다. 영화나 드라마에서 땅콩 알레르기는 목젖이 부어올라 호흡곤란을 일으키고 생명에 위협을 주는 장면에 나온다. 이에 따라 한국에서도 자녀들에게 받게 하는 검사가 식품 알레르기 검사다.

여러분이 알아야 할 충격적인 사실은 그 검사가 완벽하지도, 정확하지도 않다는 점이다. 우리가 믿고 있는 과학적이라고 하는 것들이 명백한 근거 없이 공포와 불안만 조장하고 있다. 공포가 진실이 된 가장 대표적인 예가 땅콩 알레르기다.

1990년대부터 본격적으로 시작된 땅콩에 대한 위

험은 2000년대 초반까지 미국 전역에 무섭게 퍼져나갔다. 영국과 오스트레일리아도 마찬가지다. 의사들은 땅콩이 면역체계가 아직 형성되기 전인 유아들이 먹으면 소량이어도 아나필락시스(알레르기 쇼크)가 올 수 있을 거라고 믿었다. 말 그대로 유추하고 가정해서 그냥 믿은 것이다.

이로 인해 만 3세가 될 때까지 땅콩은 피해야 할 식품으로 권고되었다. 대다수의 부모가 이를 따랐으며, 어린이집이나 유치원에서는 '무땅콩 구역'까지 생길 정도로 공포와 불안의 대상이 되었다. 당연히 어른들도 덩달아 먹지 않게 되었다. 하지만 역설적이게도 '위험군은 일러도 3세 이후에 먹이고 고위험군은 아예 피하라'는 권고를 한 지 13년이 지난 후 2000년 미국에서는 땅콩 알레르기 환자가 급증해 소아환자의 경우 4배가 넘는 수치가 확인되었다.

그제야 수많은 과학자가 의문을 제기했다. 대규모 연구와 실험이 시작되었다. 영국에서는 2015년 대규모 임상실험으로 생후 4~6개월 무렵 땅콩 제품을 일찍 섭취한 영아에게서 알레르기 발생 위험이 81% 이상 낮아졌다는 연구결과가 나왔다.[*] 정부권고지침은 완전히 바뀌었다. 미국, 영국, 오스트레일리아 모두 생후 4개월이 지나고는 땅콩을 먹도록 했다.[**]

미국소아과학회(AAP)는 2000년에 산모는 땅콩을 피해야 한다는 지침을 발표했다가 2008년 완전히 폐지했다. 임산부가 땅콩을 먹으면 아이가 알레르기나 천식에 걸린다는 속설에 의한 경고였지만, 도리어 산모가 땅콩을 먹으면 아이가 알레르기에 걸릴 확률이 낮아진다는 연구가 확인되었기 때문이다. '우유, 달걀, 땅콩, 생선, 견과류 등 식품 알레르기를 일으키기 쉬운 식품의 섭취를 늦추도록 권할 과학적 근거가 없다'라고 견해를 바꿨다. 이러한 다양한 연구와 결과를 바탕으로 미국은 2017년 지침으로 4~6개월부터 땅콩을 먹게 했다. 그러자 땅콩 알레르기 발

---

[*]   George Du Toit et al., "Randomized trial of peanut consumption in infants at risk for peanut allergy," *NEJM* 372, no. 9 (2015): 803–813

[**]   George Du Toit et al., "Follow-up to Adolescence after Early Peanut Introduction for Allergy Prevention," NEJM Evid 3, no. 6 (2024)
김기환 기자, "유아기부터 5년간 땅콩을 먹이면 땅콩 알레르기 줄일 수 있다", 세계일보, 2024. 05. 30

생률이 지침 전과 비교해 약 43% 급감했다.

2021년 지침에는 주요 알레르기 유발 식품인 땅콩, 달걀 등을 생후 4~6개월 영아부터 소량 섭취하도록 권장하고, 중증 아토피나 알레르기 병력이 있는 경우 전문의 상담 후 단계적 도입을 권하고 있다.[***] 이러한 지침은 면역체계가 알레르기 항원을 '위협이 아닌 단백질'로 인식하도록 학습시키는 예방 접근을 기본 원리로 한다. 우리가 여기서 주목할 점이 바로 단백질로 항원항체 반응을 인위적으로 만드는 백신의 핵심역할이 단백질 변형이라는 점이다.

안타깝게도 일상생활에 한 번 뿌리내린 공포와 불안심리는 쉽사리 사라지지 않는다. 정부의 공식발표에도 우리나라는 여전히 유아기에, 심지어 성인도 땅콩을 먹으면 안 된다고 생각하는 사람이 많다. 18세 이하 청소년의 경우 알레르기 식품 순위는 달걀, 우유, 밀, 호두, 땅콩 순

[***] "New dietary guidelines include AAP recommendations on breastfeeding, limits on added sugars," AAP News, January 7, 2026

이다. 성인의 경우는 갑각류, 밀, 생선, 돼지고기, 어패류 순이다.

유전적으로 정확한 원인과 치명적인 반응이 있는 경우가 아닌 이상은 대부분 16세까지는 자연스럽게 면역체계가 적응하고 형성되니 너무 걱정하거나 조급하지 않아도 된다. 그 기간에 증상을 없애겠다는 생각으로 불필요한 약물을 복용하면 성장기 어린이·청소년들에게는 더 치명적인 부작용을 일으킨다.

이와 비슷한 대표적인 과일로 복숭아와 토마토를 들 수 있다. 어렸을 적에는 있다가 크면서 없어지기도 하고, 성장기에는 없다가 성인이 되어 생기는 경우도 있다. 단순히 자연면역의 문제가 아니라는 것을 뜻하기도 한다.

채소·과일에 대한 알레르기 검사를 살펴보자. 주스를 먹다보면 생겨나는 경우는 2가지로 볼 수 있다. 대표적인 첫 번째 증상은 사과를 먹으면 피부발진이나 두드러기가 생기는 경우인데, 이것은 몸에서 나타나는 호전반응으로 생긴 바이러스나 박테리아로부터 나온 물질로 인해 검사결과에 일시적으로 나타나는 경우다. 대부분 짧게는 2

주 길게는 100일 후에 다시 검사하면 반응 결과가 사라진다. 또 다른 증상은 달걀이나 땅콩을 먹을 때 생기는 피부나 호흡기 반응처럼 유전적으로 문제가 있는 때다. 유전적인 경우는 생명에 지장을 줄 수 있기에 주의해야 한다.

전자의 경우, 처음 먹는 양을 조금씩 조절해나가면 된다. 까주스나 깨주스를 권하게 된 이유가 유전적으로 양배추, 사과, 셀러리를 각각 따로는 못 먹는 때에도 3가지 조합을 내어 착즙한 주스는 먹어도 괜찮음을 확인했기 때문이다. 특히 사과만 먹으면 소화가 안 되고 머리가 아프며 피부발진을 호소하던 예방원 상담자 중에 상당수가 까주스는 잘 먹고 그 효과를 봤다.

이렇게 알레르기를 장대하게 설명한 것은 당근, 양배추, 케일, 셀러리, 사과에 대해 안심하라는 것이다. 현재 우리가 세계 어디를 가도 쉽게 구할 수 있는 이 재료들은 인류가 오랫동안 먹으면서 가장 안전하고 가장 효과적으로 에너지를 준 재료들이다. 까주스와 깨주스 역시 수천 종류의 약효가 확인된 식물 중에서 알레르기 반응 없이 안전하면서도 효능이 뛰어나 누구나 먹을 수 있는 구성이다.

절대 먹어서는 안 된다거나 사과 반쪽만 하루에 먹어야 한
다는 연구논문은 단 한 편도 없다.

나를 살리고
죽이는 습관

은행원으로 사회생활을 시작한 이후 야근과 야식으로 체중이 60kg에서 80kg까지 늘어났다. 몸 여기저기에서 보내오는 건강신호는 퇴사 후 커피 사업을 시작하면서 더 심해졌다. 당시에는 매일 맛본 수십 잔의 커피와 로스팅하면서 마시는 연기가 원인이라고 생각하지 못했다.

점점 더 두통과 근육통, 허리통증 등에 시달리기 시작했다. 불면이 심해졌고, 신경정신과 약을 먹었다. 이때 내가 겪은 부작용은 약을 먹으면 스위치가 완전히 꺼지는 것처럼 아침에 일어나지 못하는 것, 바로 전날 있었던 일들도 기억나지 않았다는 것이다. 더 심각한 것은 순간순간 느끼는 자살충동 감정이었다. 이것이 자연치유를 주제로 공부하게 한 결정적 계기였다.

모든 사업을 접고 고향으로 내려갔다. 요양을 하면서도 심장통증은 완전히 사라지지 않았다. 관상동맥조영술 이후에 언제 심장이 멈출지 모르니, 이 약을 꼭 갖고 다니다 통증이 심하면 먹으라는 의사의 말에 니트로글리세린 설하정(협심증 환자들에게는 생명줄과 같은 응급약으로 혀 밑에 밀어넣고 먹어서 설하정이라는 이름이 붙었다)을 항상 챙겨야만 했다.

불안정성 협심증 진단 후 내게 생긴 새로운 진단명은 섬유근육통과 다발경화증이었다. 섬유근육통은 목, 어깨, 고관절, 손발 등 신체 전체적으로 통증이 느껴지는 것이다. 그 원인이 동맥경화를 방지하고자 먹은 스타틴계 약의 부작용 중 하나임을 나중에야 알게 되었다. 다발경화증은 자가면역질환의 일종으로 중추신경계에 발생하는 만성염증질환이다. 당시 MRI와 CT 검사를 기본으로 척수액 검사, 유전자 검사 등 뇌파 검사까지 현대 의학이 할 수 있는 검사란 검사는 다 받고도 원인을 명쾌하게 들을 수 없었다. 특정 진단이 나오지 않으니, 당연히 보험도 되지 않아 검사비로만 많은 돈을 썼다. 그나마 강직성척추염은 아니라는 얘기에 안도해야만 했던 그때, 불안하고 우울하던 심정은 지금도 생생하다.

만성피로증후군이라는 또 다른 진단명을 들으며 뇌척수염 검사를 받으려고 할 때, 통증과 자살충동이 뇌 전기신호 문제일 수 있으니 뇌 전기치료를 받는 게 어떠냐고 병원에서 제안할 때, 나는 정신을 차렸다. '이러다 정말 내 뇌에 이상이 생겨 미칠 수도 있겠구나, 여기서 멈춰야 한다. 이제 검사는 그만 받자.'

새로운 진단명이 생기고 그에 따른 검사법이 생기면 병원과 의사는 당연히 그 역할에 맞춰서 할 일을 할 뿐이라는 사실도 깨달았다. 그들에게 당장에 중요한 것은 눈에 보이지 않는 환자의 마음이나 심리 상태보다는 객관적인 지표로 원인을 찾고, 약물이나 수술로 해결책을 찾는 게 정답이라고 학습되어있기 때문이다. 병원은 응급상황에서 사람의 생명을 살리는 곳이므로 당연한 것이지만, 문제는 응급상황이 아니어도 이러한 접근이 동일하게 적용되면서 문제가 생긴다. 그 판단을 전문가에게 마냥 맡기기에는 우리의 소중한 인생은 한 번뿐이라는 점이다. 이처럼 나는 비교적 젊은 나이에 병원의 생리를 깨닫게 되었다.

우리가 알고 있는 상식선에서 안 좋은 것부터, 먼저 식생활 습관에서 바꾸기 시작했다. 그러자 몸은 점차 회복하기 시작했다. 그 과정에서 술과 커피를 시작으로 고용량 영양제들을 완전히 끊었다. 나 역시 약대 2학년까지만 해도 영양제에 대한 믿음이 강력한 사람 중 하나였다. 영양제를 대체하기 위해 한약을 먹기 시작했고, 약대를 졸업할 즈음에는 한약과 지긋지긋한 설하정에서도 벗어날 수 있었다.

문제는 심장이 아니라 '불안한 마음'이라는 걸 알았다. 언제 심장이 멈출지 모른다는 강박은 수시로 나를 불안하게 만들었다. 죽음에 대한 공포와 두려움을 극복하지 않은 이상 일상생활의 집착에서 벗어나지 못함을 여러 수행자의 책을 통해 깨달았다. 수행자들의 삶은 정말 단순했다. 그들은 100세가 넘어서도 하루 오렌지주스 한 잔이나 최소한의 과일만 섭취한 채 명상과 요가를 했다.

현대 의학만 맹신하고 좇았던 내게 정말 큰 충격이

었고, 인간의 몸이 가진 놀라운 능력은 결국 마음이 선행되어야 함을 느꼈다. 그렇게 5년이 넘는 시간이 걸려 삶과 죽음에서 자유로워지자, 몸의 통증에 대해서 더 이상 과도한 반응을 하지 않게 되었다.

오랜 역사 속에서, 그리고 현대 의학과 과학이 급속도로 발달한 지난 100년이라는 시간 속에서 결국 장수한 사람들의 공통적인 특징은 긍정과 감사로 매사를 지냈다는 사실이다. 술과 담배, 초콜릿을 매일 접해도 장수한 이유를 거기서 찾을 수 있었다. 자주 웃고 소중한 사람과 사랑하고 주위와 행복을 나누며 큰 욕심 없이 주어진 것에 만족하며 사는 소박한 삶. 결국 몸은 마음에 지배되고, 우리 인간이 가진 능력은 현대 의학과 과학을 초월하는 영역이 분명 존재한다는 점이다.

검사결과에 대해 더 이상 끌려다니지 않으면서 생긴 여유와 에너지를 내 삶에 더 반영하게 되었다. 그 에너지를 토대로 육아와 책 집필을 할 수 있었다. 지금도 가끔 심장통증이 느껴질 때가 있지만 더는 호흡곤란이나 공황장애로 이어지지 않는다. 그냥 알아차리고 흘려보낼 뿐 그 이상 그 이하도 아니다. 원인을 더 이상 따지지도 않는다.

지난 10여 년간 임상 경험을 통해 내린 최종적인 결론은 마음의 괴로움이 없을 때 진정 건강하고 행복한 삶이라는 것이다. 마음수행을 하는 방법인 주스요법은 앞으로도 유행을 따르지 않는 가장 강력한 실천법으로 자리매김할 것이다. 오랜 시간 인류를 생존하게 해준 방법이며 이미 전 세계 수천만 명의 사람이 그 효과를 보고 실천하고 있다.

또한 과도한 건강검진에서 벗어나 수치에 끌려다니지 않는 것도 중요하다. 이를 위해서는 사전연명의료의향서 작성, 임종체험, 영정사진 찍기와 같은 방법이 도움이 된다. 이와 관련해 더 자세한 내용은 자기계발서로 출간한 『나를 살리는 습관, 죽이는 습관』(알에이치코리아, 2024)을 참고하길 바란다.

삶은 절대 영원하지 않다. 그냥 태어났듯 죽음도 언젠가는 그냥 오는 것이다. 10년 후에 교통사고로 죽는다는 것을 안다면, 너무나 고통스러운 항암이나 투병을 선택할 사람은 분명히 없을 것이다. 그게 인생이고 삶이다.

너무 몸에 집착하지 말고, 나이 들수록 아파지는 것을 두려워하지 말고, 지금 순간에 충실하면 된다. 그 하루하루가 쌓여 행복한 삶이 만들어지고, 자연사할 수 있는 기회를 만들어가는 것이다. 그 시작을 까주스와 깨주스로 시작해보라는 강력한 방법을 이 책을 통해 말하고자 하며, 그 마음이 닿아 여러분의 삶에도 큰 변화가 오길 진심으로 바란다.

첫 끼가
중요한 이유

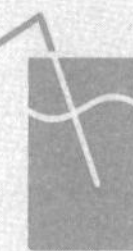

○ ○ ○

가공되지 않은 진짜 음식을 먹고,
자연에 개입하는 것을 최소화하고,
인간 역시 자연의 일부라는 것을 받아들여야 한다.

끝나지 않을
삼시 세끼 논란

인간은 어디서 왔다가 어디로 가는가. 그동안 우리는 이 질문에 대한 답을 종교와 문화를 통해 구해왔다. 다만, 이 책을 읽는 동안은 종교적인 관점은 잠시 내려놓고 우리가 치열하게 연구해온 지구의 역사와 과학적 사실을 바탕으로 이해해주길 바란다.

지구상 곳곳에 남아있는 공룡의 화석과 뼈들의 진위를 논하자는 것이 아니다. 21세기에 들어서도 여전히 논란되는, 인간은 채식을 해야 하는가 육식을 해야 하는가, 더 나아가 삼시 세끼를 꼭 먹어야 하는가와 같은 현실적인 이야기를 하자는 것이다. 이를 위해 우리가 중학교 시절 배웠던 과학상식을 통해 설명하겠다.

대한민국에서 살고 있는 우리는 축복받은 국민이다. 당장에 북한에서 태어나지 않은 것만 봐도 알 수 있다. 불과 100년 전, 아니 50년 전과 비교했을 때 가장 풍요롭고 살기 좋은 환경인 것은 분명하다. 경제력과 군사력 모두 세계 10위권 안에 드는 객관적 지표가 그것을 말해준다. 물론 개인의 삶이 국가경쟁력 지수와 비례할 수만은 없지만 말이다.

아이러니한 건 동시에 세계에서 자살률이 가장 높은 국가로 불명예스러운 수치도 갖고 있다는 것이다. 35분마다 1명이, 하루 평균 40명이 넘는 소중한 생명이 자살을 선택하고 있다. 더욱 심각한 사실은 노년층에서 점차 청년층의 비중이 높아지고 있다는 점이다. 2024년 통계청의 사망원인 통계자료를 보면 10대, 20대, 30대의 사망원인으로 압도적 1위가 바로 자살이다.[*] 이런 수치 앞에서 삼시 세끼 논란은 비생산적이지 않은가 싶다.

충분히 잘 먹고 잘 사는데 무엇을, 어떻게, 얼마나

---

[*] 국가 데이터처(2025), 2024년 사망원인 통계결과. https://www.kostat.go.kr/board.es?mid=a10301060200&bid=218&act=view&list_no=438787

먹어야 하는지를 논하는 것이 의미 있는 논의인가 싶지만, 그 이면에는 자본주의와 산업주의 구조가 있다. 사람들이 소비를 많이 해야 기업은 이익이라는 가치목적을 달성하기 때문이다.

하루 두 끼만으로 충분하다는 과학적인 연구결과보다는 더 많이 먹어야 한다는 논리가 주를 이를 수밖에 없다. 뇌를 위해서, 성장을 위해서, 근육성장을 위해서, 노화방지를 위해서, 질병예방을 위해서 무언가를 먹어야 한다고 말이다. 그중에서도 아침은 반드시 챙겨먹어야 좋다는 연구결과만큼 무의미한 것도 없다. 사실 아침을 챙겨먹는 일이 쉽지 않은데 이는 정해진 등교와 출근 시간 때문이 아니다. 밤늦게 야식을 먹고 더부룩한 속을 달래고 몸에 쌓인 독소들을 배출하느라 에너지를 쓰는 경우가 많으니, 아침에 입맛이 없는 이유가 더 크다. 아침밥 논란에 대해서는 앞으로 좀 더 자세히 말하겠다.

지금은 너무나 많은 것을, 몸에 좋지 않은 것을 먹어서 아프다. 불필요한 소비를 멈출수록 반드시 우리 몸도, 지구도 회복한다.

공복으로 바뀌는
몸의 변화들

인류의 역사를 돌이켜보면 다른 종과 마찬가지로 '생존을 위한 투쟁'이라고 볼 수 있다. 46억 년의 지구 역사 속에서 인류의 출현은 약 700만 년에 불과하다. 현재 지구에서 인간을 이길 수 있는 것은 자연재해와 재난뿐이다.

최상위 포식자가 되기 위해 가장 먼저 인간의 유전자가 이겨내야만 했던 것은 바로 기아를 극복하는 것이었다. 기아란 오랜 굶주림으로 인해 키에 맞는 최소한의 체중을 유지하지 못하며 영양상태의 불균형으로 정상적인 신체활동을 하지 못하는 것을 뜻한다.

인간은 살기 위해 먹는 걸까, 먹기 위해 사는 걸까? 과거에는 생존을 위해 먹어왔다면 이제는 '삶을 위해 먹는

시대'에 살고 있다. '하루 삼시 세끼를 잘 챙겨먹어야 한다'
는 말부터 '하루 한 끼만 먹어도 충분하다'는 주장은 굶어
죽을 일은 없을 정도의 상황에서 나오는 말이라는 것이다.
이 논란은 지금도 굶어죽는 상황에 마주한 아프리카에서
는 아무 의미가 없다는 뜻이다. 맛집에 두세 시간이고 줄
을 서서 먹으려고 하고, '빵지순례(빵+성지순례가 합성된 신
조어)'가 있는 우리나라는 어쩌면 하루 삼시 세끼가 큰 의
미가 없다. 그런데도 때가 되면 아침을 먹었을 때 수험생
의 성적이나 건강에 끼치는 연구결과들이 주기적으로 뉴
스에 나온다.

결론부터 얘기하면, 인간의 몸은 하루의 시작을 배
부르게 먹으면서 살도록 진화하지 않았다. 즉, 아침은 굳
이 먹을 필요가 없다. 이는 노벨 생리의학상을 받은 연구
에서 계속 확인되어왔는데, 먼저 오토파지(자가포식)라는
개념을 되짚어볼 필요가 있다.

오토파지는 세포 스스로 먹으면서 재생과 회복을
한다는 뜻이다. 세포는 굶주리거나 스트레스를 받을 때 스
스로 에너지를 만들어 사용한다. 낡고 병든 단백질을 분해

하고 새로운 세포로 만들어낸다. 즉, 스스로 우리 몸을 정화하고 재생한다는 뜻이다. 1500만 년이라는 오랜 시간 공룡이 멸종하는 과정, 빙하기와 같은 기후위기를 겪으면서 현재 인류가 살아남기 위해 터득한 방법이기도 하다. 오토파지는 다른 뜻으로 보면 자연치유력과 같다.

우리 몸은 먹을 것이 없을 때 에너지를 지방으로 축적한다. 그리고 극한상황에 처하면 스스로 살아남고자 지방을 시작으로 불필요한 세포들을 에너지원으로 삼으며 새로운 에너지가 들어오기 전까지 몸을 효율적인 상태로 만든다. 그러니 끊임없이 무언가를 팔아서 돈을 벌어야 하는 자본주의에게는 그다지 반가운 소리일 리 없다. 소비를 멈출 때 몸이 더 회복된다고 하니 말이다. 인체의 기관 중 뇌에 에너지가 주기적으로 공급되어야 한다는 논리를 계속 펼쳐왔지만, 그것도 실패했다. 뇌에 필요한 포도당이 부족한 상태에서 세포는 에너지를 얻기 위해 스스로 케톤체(지방산이 분해되면서 간에서 생성되는 물질)라는 물질을 생성하는데, 그 자체가 오토파지를 보여주는 증거가 되었기 때문이다.

인류 역사로 보아도 이렇게 끊임없이 많이 먹을 수 있던 시대가 없었다. 그만큼 인류는 새로운 질병에 시달리며 살고 있다.

인간은 치명적인 대규모 전염병에 적응해 살아남았지만, 역설적이게도 인간 스스로 만든 죽은 음식들로 인해 병들어가고 있다. 아침부터 먹는 햄, 소시지, 시리얼 등과 같은 가공식품과 단백질 보충을 위해 필수로 먹어야 하는 달걀, 저지방 우유까지 건강하게 늙기 위해서 하루 시작을 여는 아침에 먹으라고 하는 것들이 늘어만 간다. 소금물, 식초, 올리브유, 아보카도유 등도 마찬가지다. 식물성 기름도 너무 많이 먹으면 반드시 부작용이 쌓인다.

오토파지, 즉 자연치유력을 발휘하기 위해서는 최소한의 공복 시간이 필요하다. 공복 6시간은 기본적인 식사 간격이므로, 마지막 식사 때 들어온 포도당이 에너지원으로 쓰여 특별한 일이 일어나지 않는다. 공복 12시간이 되면 첫 전환을 시작하는데, 혈당과 인슐린 수치가 떨어지며 간에 저장된 글리코겐을 본격적으로 사용해 실질적인 공복 효과를 누리기 시작한다.

공복 16시간이 되면 몸에 쓰이는 연료가 바뀐다. 글리코겐이 고갈되면서 몸은 저장된 지방을 분해해 연료로 사용한다. 뇌는 포도당 대신 케톤체를 연료로 사용하며 집중력이 좋아진다고 느끼는 구간이다. 공복 24시간이 되면 가장 중요한 변화가 온다. 몸의 오래되고 손상된 세포를 분해해 새로운 에너지와 재료를 사용하는 오토파지를 이루어지는 것이다.

공복 유지는 개개인의 영양상태나 체중, 그리고 생활환경과 공복 시간에 따라 약간의 차이가 생기니, 자신의 생활방식에 맞추어 실천하면 된다. 공복을 실천하는 데 한 끼만 안 먹어도 혈당이 떨어져 어지러움을 호소하거나 공복 6시간만 지나도 허기로 인해 짜증이 나거나 힘이 없는 경우도 있다. 이럴 땐 물조차 마시면 안 된다는 강박을 내려놓자.

공복을 실천하는 동안 힘들 때 마시는 것이 주스다. 주스가 불편한 증상들을 개선해주고, 공복에 잘 적응하게 도와준다. 오토파지를 하는 데 가장 필요한 살아있는 효소인 비타민과 무기질, 미네랄이 공급되기 때문이다. 이것이 인류가 극한의 상황을 오랜 시간 이겨내면서 질병 없이 늙어갈 수 있게 설계된 원리다.

인류가 극한의 상황을 오랜 시간 이겨내면서 질병 없이 늙

어갈 수 있게 설계된 원리다.

공복을 유지하는
3대 주기

24시간을 8시간씩 나눈다. 시작점은 밤 12시가 아닌 낮 12시다. 낮 12시에서 저녁 8시, 저녁 8시에서 새벽 4시, 새벽 4시에서 낮 12시까지다.

낮 12시에서 저녁 8시는 음식을 먹는 섭취 주기다. 저녁 8시부터 새벽 4시는 소화하고 흡수하는 동화 주기다. 마지막 새벽 4시부터 낮 12시까지는 독소를 몸밖으로 내보내는 배출 주기다. 마음만 먹으면 언제든지 먹고 싶은 것을 배불리 먹을 수 있는 환경에 있는 우리에게 가장 중요한 것이 배출 주기다.

하루에 필요한 음식은 열량만 보더라도 하루 한 끼만으로도 충분하다. 입이 심심해서, 출출해서, 기분전환을 위해서, 광고나 먹방(먹는 방송의 줄임말)을 보다가 먹고 싶어서 우리는 쉴 새 없이 무언가를 먹는다. 이렇게 된 것은 개인의 문제만은 아니다. 계속 먹고 싶게 만드는 가공식품, 그중에서도 설탕과 액상과당, 인공감미료에 중독된 결과다.

기본적으로 음식이 들어오면 소화 에너지가 쓰인다. 무언가 우리 몸에 들어왔을 때 유해한지 아닌지 파악해야 하기 때문이다. 먹을 수 있는 것이라면 그때부터 간을 시작으로 온몸의 장기와 세포가 열심히 일한다. 여기에는 생각보다 많은 에너지가 사용된다.

인간의 몸에서 염증 반응을 일으키는 활성산소는 에너지원을 공급하고 남은 산소쓰레기다. 이것이 자연스럽게 몸밖으로 나가면 문제되지 않는다. 그런데 활성산소를 비롯한 각종 독소가 나갈 시간을 주지 않은 채 계속 소화해야 할 음식이 들어오기에 염증이 쌓인다. 그리고 이러한 독소를 심장이나 뇌로 보내지 않기 위해 지방, 즉 살로 축적된다. 지금 시대에 살이 찐다는 것은 먹지 못하는 상황을 위해 비상용으로 저장하는 게 아니라 그저 만성염증 덩어리들 때문으로, 비만이 만병의 근원이 된 이유이기도 하다.

3대 주기를 들여다보면, 5,000년 문명 기록에 장수를 위해서는 소식하고 야식을 먹지 말라는 이유가 이해된다. 권력의 투쟁 역사를 보면 음식이 부족한 상황에서도 최상위 권력층은 배불리 지내왔다. 그들 모두가 하루 한 끼만 겨우 챙겨먹는 이들보다 장수한 것은 아니다.

우리를 흔히 착각하게 만드는 것 중 하나가 평균수명이다. 과거에 평균수명이 짧은 것은 단순히 못 먹어서 빨리 죽은 게 아니다. 가령 평균수명이 50세라는 것은 한 살에 죽은 한 명과 100살에 죽은 이의 단순 평균값으로, 조선시대까지도 죽는 이유는 너무 다양했다. 호랑이에게 물려 죽던 시절이니 말이다. 지금은 여러 변수가 통제되면서 자연스럽게 평균 수명이 80세에 이르게 된 것뿐 5,000년 전에도 100세 넘게 장수한 기록은 너무나 많다.[*] 여러분이 믿어야 할 사실은 개개인 모두가 120세까지 살 수 있

---

[*] 유발 하라리(김명주 옮김), 『호모데우스』, (김영사, 2017)

는 유전자를 가지고 있다는 것이다.

장수 유전자가 작동하기 위해서는 소화 에너지가 들지 않는 공복 시간을 지켜주기만 하면 된다. 하지만 맛있는 게 너무 많은 시대에서 가장 실천하기 어려운 방법이기도 하다. 건강을 유지하고 질병을 예방하기 위해서 먹어야 한다는 제품들은 쏟아져 나오지만 진실은 단순하다. 비우면 몸은 가벼워진다. 호모사피엔스까지 오는 600만 년이라는 긴 시간 동안 한 번도 접하지 못했던 화학첨가제들로 인해 도리어 뇌기능은 떨어지고 있다. 더 이상 뇌의 원활한 활동을 위해 규칙적으로 먹어야 한다는 정보에 끌려다니지 않길 바란다.

하루 한 끼만 먹으면서 에너지 넘치는 삶을 사는 이들의 사례가 너무나 많다. 당장 확인하기 쉬운 예들이 연예인 중 소식파로 불리는 이들이다. 하루에 김밥 한 줄, 토마토 열 개, 바나나 한 개 등 유치원생들보다 덜 먹으면서도 왕성한 활동을 하는 경우도 있다. 물론 극단적인 방식보다는 자신에게 맞는 적정한 방식과 양을 찾는 게 더 중요하다. 하루 권장 섭취량 수치에 갇혀 억지로 영양제를

먹지 말자. 당류 10g을 넘지 않으려고 과일을 제한할 필요
는 더더욱 없다.

오토파지와 3대 주기 이론을 바탕으로 건강한 다이
어트법이나 식사법으로 등장한 것이 '간헐적 단식'이다.
실제로 단식은 인류가 육체적, 정신적으로 건강해지는 방
법으로 사용해왔다. 종교·문화적인 관점으로 자리 잡아온
것이다.

어떤 건강 매체에서는 하루라도 굶으면 근육이 빠
지는 걸 시작으로 큰일 날 것처럼 겁을 주지만 실상은 그
렇지 않다. 다만, 30일 금식기도처럼 장기간 단식은 일상
생활에서 하기 힘들기에, 최소한 오후 8시부터 다음 날 오
전 8시까지 12시간 공복을 유지하는 게 간헐적 단식이다.
연구결과에 따르면 기본 12시간을 시작으로 16시간 정도
의 공복이 유지될 때 오토파지 현상이 활발히 이뤄진다고
한다.[*] 이에 따라 16대 8, 혹은 20대 4와 같은 간헐적 단식

---

[*] 제임스 클레멘트, 크리스틴 로버그(이문영 옮김), 『자가포식』, (라이팅하우스, 2019)
박해식 기자, "'16:8 간헐적 단식' 석 달만 해도 체중감량 효과 1년 간다", 동아일보, 2025. 05. 12

실천법이 나온 것이다.

　　그러나 스트레스를 받으면서까지 허기를 참고 물조차 마시지 않는 방식은 권하고 싶지 않다. 그런 식으로 살을 빼면 결국 요요가 올 수밖에 없다.

우리 몸을 깨워주는
첫 끼니

지금은 먹을 것이 너무나 많아 선택하기 어려울 정도다. 그렇다, 양보다는 질이다. 맛있는 음식만 생각한다면 아침부터 달콤한 케이크를 먹겠지만, 이것이 몸에 나쁘다는 걸 우리는 모두 안다.

문제는 가공식품의 유해성이 밝혀질수록 채소·과일에 대한 공격도 늘어난다는 점이다. 아침 공복에 절대 먹지 말아야 할 음식으로 사과, 고구마, 바나나가 등장하고, 각종 채소·과일의 부작용에 대한 정보가 나온다. 탄닌이나 이눌린, 구연산 성분 등이 속을 쓰리게 하고 칼륨, 마그네슘 작용으로 심장에 무리를 주고, 혈당을 상승시켜 인슐린 저항성을 일으킨다는 복잡하면서 그럴싸한 정보로 말이다. 여기서 우리는 이 생각부터 해야 한다. '그럼 인류는 불과 50년 전까지만 해도 뭘 먹고 살았지? 모두 굶어죽어야 했던 것 아닌가?' 혹시 지금도 굶어죽는 아이들에게 사과, 고구마, 바나나를 먹으면 안 된다고 말할 과학자나 식품영양학자가 있을지 생각해보자. 답은, 아니다.

암을 유발하는 식품을 살펴보면 가공육, 직화구이, 붉은 고기류, 초가공식품, 정제 탄수화물, 튀긴 음식, 짠 음식, 술 등이 있다. 그런데 이 음식들은 어린이집과 유치원 아침간식으로 많이 나온다. 초중고등학교 급식을 살펴보면 발암물질들로 채워진 식단으로 되어있다. 주기적으로 포함되는 메뉴로 햄, 돈가스, 치킨, 국수, 짜장면 등이 있다. 간식으로 주는 과일은 바나나 정도다. 급식으로 나오는 주스는 이 책에서 말하는 진짜 주스가 아닌 초가공식품 수준의 혼합음료에 불과하다. 열을 가하지 않은 음식은 김치나 깍두기 정도다. 철저히 대량생산과 공급에 맞춰진 자본주의의 결과다.

아침으로 많이 먹는 시리얼도 마찬가지다. 간편식으로 포장되고는 하지만 시리얼이야말로 각종 인공감미료와 화학첨가물로 무장한 음식이다. 오랫동안 문제 없이 먹어온 채소·과일의 섭취가 줄고, 동물성 식품들과 가공되어 대량으로 유통하는 초가공식품들의 마케팅에 지난 시간 끌려다닌 결과가 각종 희귀질환과 암, 그리고 치매로 나타나고 있다.

아침에 무엇을 먹어야 한다고 묻는다면, 당연히 채소·과일이다. 우리 몸을 일깨워주고 에너지를 효율적으로 쓰게 해주는 대표적인 살아있는 음식이다. 세계보건기구(WHO)가 오죽하면 건강하게 살기 위해서는 하루 채소·과일 섭취량이 400g은 되어야 한다고 지침까지 만들어 알렸겠는가.[*]

특히 과일은 소화 에너지가 덜 든다. 맛도 달아서 먹기도 좋다. 누차 강조하지만, 과일의 당은 문제되지 않는다. 과일을 많이 먹은 이들 모두 당뇨병에 걸렸다는 연구결과는 없다. 현대사회에서도 과일만을 먹고 생활하는 프루테리언은 전 세계적으로 많다. 과일에 들어있는 과당이

---

[*]　세계보건기구(WHO), Increasing fruit and vegetable consumption to reduce the risk of noncommunicable diseases, August 2023

단순당이라며 하루 샤인머스캣 다섯 알, 딸기 일곱 개, 귤 한 개, 감 한 개, 수박 손바닥 크기로 한 조각, 사과 반쪽만 먹으라는 지침은 해괴한 이야기다.

과일에는 과당만 있는 것이 아니다. 인간의 생존에 필수적인 비타민과 미네랄이 모두 있다. 이것들이 함께 유기적으로 작동하면서 인슐린 저항 없이 간으로 들어가 필요한 영양소를 공급하고 해독작용을 돕는 것이다. 참고로 미국의 병원 1, 2위를 다퉈온 메이요 클리닉, 클리블랜드 클리닉, 엠디 앤더슨 암 센터, 존스 홉킨스 의대 등에서 환자에게 아침에 공급하는 게 사과, 당근, 키위, 망고 등 다양한 채소·과일주스다.

국내 의사 중에는 1934년생으로 올해 92세의 나이에도 왕성한 강연과 저서활동을 하는 이시형(1934~) 박사가 유일하게 가장 오랜 시간 주스의 효능에 대해 강조하고 전파하고 있다. 이시형 박사는 인터뷰를 통해 매일 아침 사과를 섞은 당근주스가 지난 40년간 감기 몸살 한 번 걸

리지 않게 한 큰 비결이라고 말했다.[*]

우리 몸을 깨워주는 첫 끼니로 주스만큼 소화 에너지가 덜 들면서 풍부한 비타민과 무기질을 공급하는 음식은 없다. 공복을 유지하는 개념으로도 주스만큼은 계속 먹을 수 있다. 하루 종일 주스만 먹으면서 2주 단식도 가능하다. 간과 콩팥(신장)에 쌓여있는 가공식품과 동물성 식품으로 인해 쌓인 단백질과 지방을 배출하고, 바이러스나 박테리아와 싸워 이겨내는 항산화 기능, 만성염증과 돌연변이 세포들을 개선하는 항염증과 항암 효과를 부작용 없이 작동하게 해주는 유일한 음식이 바로 주스다.

까주스나 깨주스로 하루를 시작할 때, 빠르면 2~3일 늦어도 1~2주 정도면 효과를 느낄 수 있다. 매일 하루 200~300ml 한 잔을 꾸준히 먹어도 하루 시작이 평온하고 평화로워진다. 주스만이 공급하는 전해질의 역할로 뇌의 신경들이 안정되면 불안한 감정 또한 사라지기 때문이다.

소화 에너지를 사용하는 대신 배출하는 데 에너지

---

[*] 윤근영 기자, "88세 국민의사 이시형 '40년간 감기 몸살 한 번 없었다'", 연합뉴스, 2022. 10. 01

가 쓰이면서 배변활동이 좋아져 변비가 사라진다. 아침 공복에 단백질 셰이크를 챙겨먹으면 변비가 생긴다. 단백질은 소화 에너지가 가장 많이 드는 영양소로, 단맛을 내면서도 혈당 반응을 고르게 일으키는 말토덱스트린과 같은 첨가물이 들어있어 간과 콩팥에 부담을 준다. 반면 주스를 통해 생긴 에너지들은 회복·재생과 함께 다른 가공식품들로 생기는 독소까지 완전히 배출해주는 역할을 한다. 변비뿐 아니라 위산역류, 소화불량, 복부팽만, 입냄새, 각종 땀냄새 등도 개선된다. 한 달만 실천한다면 누가 시키지 않아도 평생 행복한 습관이 되리라 장담한다.

주스를 공복에 마셔야 하는 이유가 이제 이해될 것이다. 동시에 주스의 효능을 완전하게 누리기 위해서 기억할 점도 있다. 식후, 혹은 다른 음식과 함께 먹으면 그 효능을 완벽하게 흡수할 수 없다. 까주스나 깨주스 외의 다른 재료를 더 넣지 않는 것도 같은 이유다. 물론 그 어떠한 가공식품보다 효과나 효능은 뛰어나 함께 먹어도 도움이 된다. 다만 식이섬유조차 비타민과 미네랄이 뇌와 장기에 도달하기까지 방해된다는 점을 이해해야 한다. 식이섬유 또

한 소화하는 데 에너지가 들기 때문이다. 또한 약재 성질
이 있는 생강이나 대추 역시 까주스와 깨주스에 넣지 말아
야 한다. 주스의 찬 성질을 보완하려는 생각으로 넣곤 하
는데, 전혀 그렇지 않다. 생강이나 대추는 차나 한약 처방
에서 더 뛰어난 효과를 가져오는 재료다.

05

아침을 커피로
시작하는 사람들

2022년 『채소·과일식』에서 밝힌 여러 불편한 진실 중 커피의 유해성, 즉 발암물질이 들어있다는 메시지가 많은 파문을 불러왔다. 커피가 간암에 효과가 좋다는 반박도 나왔지만, 2026년 현재 커피는 안전하게 마셔야 한다는 게 전문가들의 의견이다.

커피는 위장장애를 불러오므로 아침 공복에는 커피를 마시지 말라고 한다. 또한 카페인의 영향으로 불면을 피하려면 오전 10시에서 오후 2시 사이에 한 잔 정도를 마시라고 조언한다. 그런데도 대부분의 직장인이 하루의 시작을 공복에 커피로 열고, 기본 500ml에서 많게는 2L까지 다양한 형태로 커피를 마신다. 문제는 커피만 아니라 다른 가공식품을 통해 화학첨가제를 더 많이 섭취한다는 점이다.

카페인 함량과 상관없이 커피는 콩인 원두를 태우는 로스팅 과정에서 아크릴아마이드라는 발암물질을 포함해 수천 가지의 유해물질이 나온다.[*] 이러한 과학적 연구논문과 자료들을 토대로, 2018년 8년간 소비자 단체소송 끝에 미국 로스앤젤레스 고등법원에서는 커피에 발암물질이 있다는 경고문구를 담뱃갑처럼 부착하라고 판결했다.[**]

아크릴아마이드는 식품을 120℃ 이상으로 오랜 시

---

[*] 세계보건기구(WHO), "List of Classifications, Agents classified by the IARC Monographs, Volumes 1-124," IARC Monographs on the Evaluation of Risk to Humans, July 7, 2019
Janneke G F Hogervorst, Leo J Schouten, "Dietary acrylamide and human cancer; even after 20 years of research an open question," September 2, 2022
Zelin Li., "Production and Inhibition of Acrylamide during Coffee Processing: A Literature Review Dietary Acrylamide Exposure and Cancer Risk", National Institutes of Health, April 2023
식품안전정보원, '독일 연방위해평가원, 식품 중 아크릴아마이드 관련 질의 및 답변 정보 게재', 2024. 08. 28

[**] "Despite LA Judge's Ruling, Scientists Insist that Coffee is Cancer Protective," AICR, March 30, 2018
최민지 기자, "'커피잔에 발암 물질 함유 경고문 붙여라' 미국 법원, 스타벅스 등 90개사에 판결", 경향신문, 2018. 03. 30

간 가열하거나 튀기면 생성되는데 감자튀김이 대표적이다. 커피, 과자, 시리얼 등에서도 검출된다. 이러한 커피를 소비하는 것은 태아와 영유아, 어린이, 성인 등 모두에게 위험할 수 있다.

미국 캘리포니아 주에서 물어야 할 합의금보다 이 판결을 시작으로 전 세계에서 시작될 소송액은 천문학적 금액이 될 상황이었다. 이후 1년 만에 다국적 커피 회사의 강력한 로비로 없었던 일이 되긴 했지만, 공식적으로 커피의 유해성에 대해 인정한 판례로 남아있다.

유럽을 비롯해 우리나라 식품의약품안전처(식약처) 역시 커피에 든 발암물질에 대해 일정량 이상이 나오지 않도록 규정하고 있지만, 강제사항이 아니라 권고사항이라 큰 의미는 없다. 그러할 것이 커피는 로스팅이라는 작업과 유통 과정에 따라 결과가 달라지기 때문이다. 특히 로스팅 후 산패가 시작하는 점, 로스팅한 원두를 한 번 더 그라인더로 갈아 가루를 만든 후 고온 스팀으로 압착하며 추출하는 점, 여기에 우유를 비롯한 각종 화학첨가제가 어울리면서 추정할 수 없을 정도의 화학변성이 이루어진다는 점도 포함된다.

최근 연구를 통해 커피가 아데노신이라는 뇌를 쉬게 하는 호르몬을 교란해 무기력증, 집중력 저하, 우울증 등 심각한 문제를 일으키는 것을 확인하였다.[*] 수면의 질도 떨어져 결국 불면에 이르게 된다.

문제는 우리가 접하는 주요 언론 매체에서 커피의 유해성을 직접적으로 검색하지 않는 한 보기 힘들다는 점이다. 오히려 믹스커피를 먹어야 하는 이유에 관한 광고성 기사까지 보일 정도다. 카페인이라는 중독성 때문에 커피를 끊기 어려운 것도 있지만, 하나의 문화로 자리매김한 우리나라에서는 그 어떤 음료보다 다양한 매출 구조로 자리 잡고 있다.

앞서 설명한 아크릴아마이드는 뇌보호장벽을 통과해 신경세포를 연결하는 시냅스에 끼게 되면서 치매를 유발한다. 당장의 각성효과를 위해서 먹는 커피가 오랜 시간 쌓여 결국 뇌기능에 영향을 준다는 것을 기억하자. 불면이

---

[*] 허주희 기자, "커피 끊고 3개월, 잠다운 잠을 자기 시작했다", 조선일보, 2023. 09. 30

심하다면 멜라토닌 영양제를 먹을 게 아니라 커피나 카페인이 들어간 음식부터 제한하는 게 자연치유의 원리다. 그렇게 회복할 시간을 주면서 마시면 카페인 양도 자연스럽게 조절이 된다.

하루 시작을 커피에서 주스로만 바꿔도 몸에서는 많은 변화가 생긴다. 불면, 두통, 부종, 비염, 아토피, 만성피로 등에서 점차 벗어나게 된다. 일주일에서 2주만 이겨내면 금단증상도 점차 사라진다. 마시는 습관을 완전히 끊을 수 없기에 내용물을 주스로 대체하면 된다.

10년이 지나면 커피 역시 담배처럼 경고문구나 사진을 제품에 표기해야 할 수도 있다. 그렇다면 개인의 선택에 맡기는 또 다른 대표적인 발암물질이 되는 것이다. 그때 끊을 것인지, 지금부터 변화를 줄 것인지 모두 자기 선택이다. 커피 한 잔의 여유라고 하기에는 희생할 것이 너무나 많다.

커피를 비롯해 유해물질에 대해 남다른 입법을 추진 중인 캘리포니아 주에서 세계 최초로 3차 간접흡연에 관한 법을 발의했다. 3차 간접흡연이란, 흡연이 멈춘 후에도 오랫동안 집안 곳곳에 남은 담배연기 속 화학물질이 공기 중으로 퍼지는 현상을 말한다.

담배의 위험성은 흡연자뿐 아니라 간접흡연으로 인한 피해를 발생시킨다는 점에서 심각하다. 이에 3차 간접흡연 피해를 줄이고자 주택 매매 시 흡연 이력을 공개하는 법을 만들었다. 여기에는 전자담배도 포함된다. 외부에서 흡연이 끝난 뒤에도 흡연자의 호흡, 피부 등을 통해 집안 섬유나 벽 등에 스며든 화학물질이 공기 중으로 다시 퍼져 암 유발, 면역기능장애, DNA 손상, 심장 및 염증 관련 혈액단백질 변화와 연관된 연구결과가 인용되었다.

집주인이 임대계약 조건으로 흡연금지 규정을 둘 수도 있게 되었다.[*] 암환자나 만성질환자에게 상담할 때 가장 먼저 확인하는 게 본인뿐 아니라 주변의 흡연여부를 확인하고 반드시 환경을 바꿔야 한다는 걸 주지하는 이유

---

[*] Victoria Colliver, "Thirdhand Smoke: This Hidden Danger Puts Kids and Adults at Risk," UCSF, December 8, 2025
Richard Allyn, "California becomes first state to require thirdhand smoke disclosure in home sales," CBS8, January 9, 2026
김예림 기자, "'흡연 세입자' 떠나도 유해 물질 남아, 캘리포니아, '3차 간접흡연' 이력 공개 의무화", 연합뉴스, 2026. 01. 04

다. 특히 가족 중 폐암이나 비염, 아토피가 있다면 반드시 이를 계기로 연초든 전자담배든 금연하길 바란다.

06

미국의 '식단 가이드라인'이 주는 메시지

2026년 1월, 미국의 보건복지부와 농무부가 5년마다 발표하는 '식단 가이드라인'이 공표됐다. 이 지침은 각종 식품과 영양 정책의 기준이 된다. 이번 가이드라인의 핵심 메시지는 가공식품을 포함한 식단이 아닌 신선한 재료 중심의 식단을 먹으라는 것이다.[*]

로버트 케네디 주니어 보건복지부 장관은 "과거 정부는 기업의 이익을 보호하기 위해 대중에게 거짓말했다. 설탕과 가공식품 위주 식단은 비만과 만성질환 위기를 초래한다. 내 메시지는 명확하다. 진짜 음식을 먹으라는 것."

---

[*] DGA, "Prioritize whole, healthy, and nutritious foods with the new Dietary Guidelines for Americans!," January 2026

이라고 강조했다.[**] 핵심은 기존 어떤 정부도 과감히 하지 못했던 설탕과 같은 화학첨가물이 들어간 초가공식품을 가짜 음식으로 규정했고, 비만과 만성질환의 원인으로 밝혔다는 점이다.

총 9장으로 나뉜 식단 가이드라인을 살펴보면, 기본적으로 채소와 과일을 충분히 먹으라고 밝힌다. 과일이 혈당 상승을 일으키니 적절한 양을 먹으라는 말은 어디에도 없다. 또한 아침식사를 챙겨먹으라는 말 대신 하루 2,000kcal의 양을 채우라고 안내하고 있다. 특히 콩을 비롯한 식물 단백질도 충분히 먹기를 권고한다. 육식과 채식을 골고루 먹으라는 지침이다.

수치를 중시하는 환원주의에서 완전히 벗어나지 못했지만, 자연식물식의 중요성을 인정하는 것과 동시에 설탕과 같은 인공감미료에 대해 경고하는 차원만으로도 매우 큰 변화로 볼 수 있다.

채소·과일식 지침을 더 살펴보면, 설탕이 전혀 첨가

[**]　Hannah Harris Green, "RFK Jr's new diet guidelines pose risks for health and the environment, experts say", *The Guardian*, 17 January, 2026

되지 않았거나 매우 제한된 냉동, 건조 또는 통조림 채소나 과일도 좋은 선택이라고 안내한다. 통조림 과일을 선택할 때는 무가당, 무설탕, 100% 주스 등 라벨을 확인하라고 덧붙인다. 냉동건조식품도 첨가물이 적은 제품을 고르는 것이 좋다고 설명한다.

주스에 대한 직접적인 설명은 다음과 같다. '100% 과일 또는 채소주스는 다음과 같아야 한다. 제한된 양으로 섭취하거나 물과 함께 희석한다. 설탕이 첨가된 음료를 피하라. 예를 들어 탄산음료, 과일음료, 에너지 음료.' 그리고 설탕에 해당하는 성분들을 나열했다. '첨가된 설탕은 다음과 같은 다양한 이름으로 성분 라벨에 표시될 수 있다. 고과당 옥수수 시럽, 액상 시럽, 옥수수 시럽, 쌀 시럽, 과당, 포도당, 자당, 사탕수수 설탕, 사탕무 설탕, 투르비나도 설탕, 말토스, 유당, 과일주스 농축액, 꿀, 당밀. 비영양 감미료의 예로는 다음이 있다. 아스파르템, 수크랄로스, 사카린, 자일리톨, 아세설팜칼륨.'

식단 가이드라인 1장에서 주스는 100%로 먹을 것을 강조한다. 어디에도 과일주스가 혈당을 올리고 지방간을 일으키니 먹지 말라는 말은 없다. 화학첨가제나 농축액이 들어간 주스를 경계하라는 말도 덧붙인다.

아쉬운 점도 있다. 육식을 지구환경문제와 전혀 연결짓지 않았다는 점이다. 현재 195개국이 2015년 파리기후협약을 통해 탄소중립을 실천하고 있다. 지구 평균기온이 2℃ 상승할 때마다 돌이킬 수 없는 기후변화가 나타날 수 있다는 과학적 사실을 고려하여, 1.5℃를 인류의 생존과 생태계 보전을 위해 넘지 말아야 할 최후의 지구온도 상승한계선(기후지지선)으로 설정하였다. 그런데도 기후문제와 연관된 육식에 대해 언급하지 않은 점이 아쉽다.

2026년 현재, 미국의 행보는 앞으로 종잡을 수가 없을 듯하다. WHO도 탈퇴했으니, 먹거리와 백신 등 많은 부분에 혼란을 가져올 것이다.

우리나라는 미국의 영향을 많이 받아왔기에 더욱 자유로울 수가 없을 테다. 그러한 상황에서도 2026년 미국 식단 가이드라인을 소개한 것은 앞으로 5년 후 새로운 내용이 나온다고 하더라도 본질은 바뀌지 않을 것이라는 점이다. 가공되지 않은 진짜 음식을 먹으라는 것처럼, 인간이 자연에 개입하는 것을 최소화하고 인간 역시 자연의 일부라는 것을 받아들여야 한다.

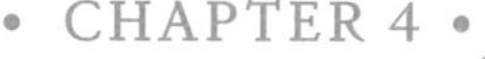

어떻게
먹어야
하는가

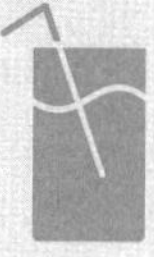

○ ○ ○

주스 또한 스트레스 받으며 먹으면,

안 먹은 것만 못 한다는 것도 기억하자.

어떠한 강박 없이 마음 편히 먹을 때 더 효과가 드러난다.

아침의 시작은
음양탕 한 잔

아침 기상 후 제일 먼저 물을 100~200ml 정도 마신다. 중요한 것은 찬물이나 뜨거운 물이 아닌 2가지를 섞은 미지근한 물이다. 집에 정수기가 있다면 어려운 일이 아니니 찬물 50~100ml, 뜨거운 물 50~100ml를 섞어서 입을 헹군다는 생각으로 천천히 마신다. 물과 함께하면 좋은 것은, 오늘 하루도 무사히 맞이했다는 감사와 긍정의 마음가짐이다.

이것을 한의학에서는 일명 '음양탕(陰陽湯)'이라고 부른다. 찬물(음)과 뜨거운 물(양)을 한컵에 담아 마신다는 뜻이다. 뜨거운 물을 먼저 받고 찬물을 나중에 받아야 대류 현상(온도 차이로 인해 뜨거운 것이 위로 올라가고, 차가운 것이 아래로 내려오는 것)이 일어나 음이온과 양이온의 전기자극 효과를 가져오는데, 복잡한 내용까지는 생각하지 않아도 된다. 복잡한 것보다 단순하고 자연스럽게 지내는 게 뭐든 최고다.

나는 찬물을 먼저 받기를 권하는데, 보통 집에서 도자기나 유리컵이 아닌 종이컵이나 플라스틱컵을 쓰는 경우가 많기 때문이다. 뜨거운 것이 닿아 미세 플라스틱이나 화학첨가물이 나오는 일은 아침부터 시작할 필요가 없기 때문이다. 그래서 찬물을 먼저 받은 후 뜨거운 물을 받으라는 것이다.

밤새 독소배출을 하는 과정에서 입안에 각종 세균, 박테리아, 바이러스 등의 독소들이 생겨났으니 반드시 첫물은 헹궈서 뱉어야 좋다거나 박멸을 위해 소금물을 마셔야 한다는 정보들이 많다. 그렇지 않다. 우리의 위산에 살아남을 균은 없다. 그것이 다른 곳도 아닌 입안이라면 더더욱 걱정하지 않아도 된다.

분명 소금은 살아있는 생명체에게는 태양, 물, 공기처럼 없어서는 안 될 중요한 역할을 한다. 하지만 기상하자마자 소금물로 입을 헹구거나 소금 한 스푼을 탄 300~500ml의 물을 매일 먹어야 할 이유는 없다. 바닷속 심층소금이든 히말라야 산악소금이든 아무리 좋은 소금이라도 우리는 일상생활에서 다량의 나트륨에 노출되고 있다. 직접적인 나트륨과 칼륨 공급으로 인해 나트륨과 칼륨 펌프 기능이 원활히 이뤄지지 않게 된다.

주스 실천을 충분히 해보고도 몸이 아플 때 해도 늦지 않는 게 별도의 소금 섭취다. 한 번 더 강조하면 소금이나 식초, 올리브유, 생강 등은 약성(몸에서 약의 효과나 작용을 나타내는 성질)이 강해 공복에 들어오면 여러 부작용이 따른다.

가장 이상적인 것은 채소·과일식, 그중에서도 주스를 통해 수천 가지의 비타민과 미네랄이 공급되는 것이 좋다. 실제로 채소·과일주스를 많이 마시면 별도의 수분이나 소금 섭취가 필요하지 않을 만큼 자연스럽게 몸의 균형이 이루어진다.

이와 함께 기상 후 물을 반드시 500ml를 먹어야 한다는 정보 역시 아무 근거가 없다. 도리어 수치에 강박이 생기면 물을 너무 많이 먹어 소화가 되지 않은 채 하루를 시작할 수 있다.

여기에서 전하는 음양탕의 양(100~200ml)도 꼭 지켜야 할 양은 아니다. 10ml 정도 입만 축이면서 하루의 시작을 몸에 알리는 효과를 충분히 누릴 수 있으므로 자기 몸이 반응하는 것에 따라 실천하면 된다.

주스 선택의
우선 원칙

아침에 음양탕을 먼저 마셨다면, 이번에는 주스를 마실 때 지켜야 할 원칙에 대해 말하고자 한다. 제시한 원칙을 바탕으로 최소 1년간 실천하고, 이후에는 각자의 상황에 맞춰 원하는 대로 즐겁게 실천해나가면 된다.

원칙대로 실천한 주스의 효능은 매우 강력하다. 단, 2주만으로도 엄청난 변화를 느낄 수 있다. 만약 5kg의 체중 감량이 필요하다면 역시나 가능하다. 2주의 변화에 힘입어 100일 실천도 도전해보면, 그다음에는 누가 시키지 않아도 스스로 좋아서 할 수밖에 없는 것이 바로 채소·과일식 주스법이다.

주스를 만들거나 제품을 고를 때 가장 중요한 첫 번째는 바로 '무첨가'다. 앞에서도 언급했듯 우리가 말하는 주스는 어떠한 첨가물도 들어있지 않는 것을 원칙으로 한다. 무첨가에는 물도 해당된다. 스무디 형태로 만들 때 믹서기에 갈리지 않는다는 이유로 물을 넣는데 그래서는 안 된다. 판매용 주스의 성분함량표기에 정제수가 쓰여있다면 물이 들어갔다는 것이니 주의해서 골라야 한다. 물조차 들어가지 않았을 때 우리는 까주스와 깨주스가 주는 효능을 그대로 체험하기 때문이다.

물조차 허락이 안 되니, 다른 재료는 넣을 필요도 없다. 레몬, 꿀, 우유, 두유, 생강, 올리브유 등이 여기에 해당한다. 제품으로 보면 퓨레, 올리고당, 비타민C 또한 들어가서는 안 된다. 이외에 화학첨가제가 들어간 제품, 특히 설탕이나 액상과당이 표기된 것은 절대 주스가 아님을 기억하자.

제품표기에 농축액이라는 단어가 있다면, 공정 과정 중에 살균·멸균 처리를 위해 가열되었을 가능성이 높다. 꼭 제품 자체에 '비가열' 표기가 있는 제품을 고르자.

당연히 냉장보관을 해야 한다. 유통기한은 3~4일밖에 되지 않지만 가장 신선한 상태의 착즙을 마실 수 있다.

믹서기를 통한 스무디 형태보다 착즙 방식을 권하지만, 스무디가 소화흡수를 더 잘 돕는다고 느끼면 스무디로 먼저 시작해도 좋다. 착즙기가 없는 경우 믹서기로 갈아 망을 이용해 거른 후 마시는 방법도 있다. 이때 거름망은 최대한 면 소재 제품을 이용해 미세 플라스틱이나 화학 제품으로부터의 노출을 피해야 한다.

까주스의 당근, 양배추, 사과, 그리고 깨주스의 케일, 셀러리, 사과 모두 유기농을 선택하는 것을 우선으로 한다. 유기농이 아니더라도 효과는 같으나 농약을 비롯해 토양의 오염으로부터 좀 더 자유롭게 편히 먹을 수 있으므로 상황이 된다면 유기농이나 무농약으로 준비하는 것이 좋다.

제품 선택 역시 유기농을 우선으로 고른다. 또한 유기농 100%로 구성된 제품이더라도 비가열 제품을 선택하라. 다시 말하지만, 가장 첫 번째 원칙이 '무첨가'와 '비가열'이라는 것을 잊지 말자. 여전히 농약이나 토양의 오염

으로 인한 불안 마케팅에 현혹되어 죽은 가공식품이 몸에
더 좋고 안전하다는 생각은 하지 않으리라 믿는다.

까주스 먼저,
깨주스는 그다음으로

처음 주스를 마신다면 까주스를 깨주스보다 먼저 실천하는 것이 좋다. 그 이유는 까주스가 위장을 다스린다면, 깨주스는 간에 직접적인 효능을 주기 때문이다.

이 책에서 전반적으로 강조하는 것이 간을 회복하고 해독하는 것임을 안다면, 깨주스 먼저 먹는 게 좋지 않냐고 생각할 수 있다. 하지만 해독의 순서를 생각하면 그 원리를 알 수 있다. 간이 회복하려면 콩팥(신장)의 기능이 중요하며, 콩팥의 기능이 회복되려면 위장의 역할이 잘되어야 한다. 양배추가 들어있는 까주스는 위장을 회복하고 재생시키는 효과가 뛰어나다. 동시에 당근 역시 간의 해독을 돕는다. 여기에 사과가 장배출을 거든다. 까주스만 실천해도 충분히 몸이 좋아지는 이유다. 그리고, 단 2주면 충분하다.

까주스가 호전 반응(장기간에 걸쳐 나빠진 건강이 호전되면서 나타나는 일시적 반응)에 적응하는 데 불편함이 없는 것 또한 먼저 마셔야 하는 이유가 된다.

300ml로 시작했을 때 두 번에 나눠 마시면 600ml, 세 번에 나눠 마시면 900ml가 된다. 제품(비가열 제품 기준)으로 사먹을 때는 일반적으로 120ml 또는 190ml가 있는데, 여러 개를 한번에 먹으면서 대략적인 양을 맞추면 된다.

비용 측면에서 직접 만드는 것보다 사먹는 게 훨씬 효과가 있을 만큼 국내에서는 좋은 제품들이 다양하게 생산되고 있다. 가장 좋은 것은 나의 시간과 정성, 그리고 노력이 들어간 것만큼 효과적인 것은 없으나 현실적인 타협도 필요하다. 이 책에서 여러분이 꼭 직접 만들어서 먹어야 한다고 강변하지 않는 이유는, 직접 만들겠다며 받은 스트레스와 체력적인 부담으로 인해 효과를 보지 못한 숱한 경우를 많이 봤기 때문이다.

까주스로만 실천하는 경우, 하루에 최소 500ml(원재료 특성상 기본 레시피는 250~300ml 정도가 나오는데, 이는 일반적인 양으로 한번에 마시기 편한 양이다. 이를 바탕으로 주스가 익숙해지면 양 조절을 할 수 있는 요령이 저절로 생길 것이다)를 마신다고 생각하자. 아픈 환자의 경우에는 최대 1,000ml까지 필요하다.

500ml인 이유는 우리 몸의 머리부터 발끝까지 독소를 배출하고 에너지를 공급해주는 역할을 위해서는 최소 500ml는 필요하기 때문이다. 특정 질환의 바이러스, 세균, 그리고 약물로 인해 약해진 몸을 회복하려면 더 많은 양의 살아있는 에너지와 비타민, 미네랄 공급이 필요하다. 한번에 500ml를 마시는 게 적응되면 오전, 오후, 저녁 하루 세 번으로 나눠 총 1,000ml(1L)를 마시면 된다. 가장 효과적인 시기는 모두 공복, 식간이다.

맛은
어떻게 잡을 것인가

주스를 처음 접할 때 중요한 것은 단언컨대 '맛'이다. 아무리 몸에 좋다고 해도 맛이 쓰면 꾸준히 먹을 수 없다. 대표적으로 셀러리나 케일이 단일주스로 꾸준히 먹기가 힘들다. 여기에 사과를 넣으면 셀러리 잎까지 함께 먹을 수 있어서 깨주스를 추천하는 이유다.

까주스나 깨주스에 익숙해지면 여러분이 최종적으로 도전할 주스는 단품으로 구성된 셀러리주스다. 까주스나 깨주스는 맛있어 많은 이들이 부담없이 마시지만 그럼에도 쓴맛이 느껴진다면 현재 내 몸에 독소가 많이 쌓여있다고 생각하면 된다. 간이 회복함에 따라 점차 쓴맛도 달게 느껴지기 시작한다. 이는 개개인의 상황에 따라 다르지만 일주일에서 길게는 3개월 정도 걸린다. 인고의 시간을 잘 견뎌 달디단 맛을 느끼는 순간이 오면 내 몸이 회복되고 있다고 생각하자. 많은 환자들을 지켜보는 중에 가장 오래 걸린 경우는 6개월이 걸리기도 했으니 절대 포기하지 않길 바란다.

맛에 영향을 주는 다른 하나는 원재료의 상태다. 살아있는 음식을 먹는다는 것은 재배환경이나 매일의 신선도에 따라 맛도 달라진다는 의미다. 이를 마치 산화가 일어나 큰일이 나는 것처럼 생각하지 말자. 문제가 되는 것은 오메가3 영양제의 산패나 가공을 너무 많이 하는 식물성 기름이다. 채소·과일은 냉장보관을 했을 때 한 달까지도 효과를 충분히 볼 수 있다. 그러니 냉장고에 쌓여 시든 채소·과일들을 바로 버리기보다는 주스로 만들어먹는 게 효율적이다. 가장 이상적인 것은 구매 후 일주일 내에 만들어먹는 것이다.

제품의 경우는 비가열 제품을 고르면 신선도가 집에서 만든 것과 같다. 커피나 콜라, 사이다와 같은 음료수보다 방부제가 들어있지 않은 무첨가 살균주스 제품을 먹는 것이 우리 몸에 훨씬 좋다.

사과와 당근은 세척 후 껍질째 넣도록 한다. 양배추는 유기농이 아니면 겉껍질은 버리고 유기농이라면 그대로 사용하자. 케일과 셀러리는 세척 후 바로 사용하면 되는데, 유기농이 아닌 경우 세척에 좀 더 신경 쓰자. 우리나라는 수돗물 상태가 좋은 환경에 속하니 세척 과정에서 너무 많은 에너지를 쓰지 않아도 된다. 베이킹 소다나 채소·과일세제 또는 락스와 같은 화학제품보다는 식초를 이용해 20분 정도 담가놓은 후 씻어서 쓰자.

셀러리 잎은 어떻게 할지 고민하는 분들이 많은데, 결론부터 말하면 잎까지 먹으면 더 좋다. 셀러리 잎에는 강력한 항산화 성분과 미네랄 등이 들어있다. 다만 너무 쓰거나 떫은맛 때문에 처음부터 먹기는 힘들다. 단계별로 내공이 쌓이지 않으면 먹기 쉽지 않아 보통은 잎을 제거하고 만든다.

깨주스는 잎까지 넣어도 맛있지만, 먹기 힘들다면 상황에 맞춰 처음엔 잎을 빼고 점차 늘려가는 방법을 추천한다. 이후 적응이 되었다면 최종적으로 단일 셀러리주스를 마실 때도 잎을 넣어서 먹을 수 있다. 하지만 이를 목표로 한다고 억지로 잎까지 넣어 스트레스 받으며 먹으면, 안 먹은 것만 못 한다는 것도 기억하자. 주스는 어떠한 강박 없이 마음 편히 먹을 때 더 효과가 드러난다.

집에서 만들어먹을까,
사서 먹을까

이도 저도 믿지 못하겠으니 직접 만들겠다고 착즙기 제품을 추천해달라는 요청을 받는다. 믹서기나 착즙기는 특정 제품을 추천하기 어려운 점을 이해해주길 바란다. 다만, 믹서기나 착즙기를 고를 때 별도의 물을 넣지 않아도 까주스나 깨주스가 잘 갈리고 착즙이 잘되는 제품을 고르면 된다. 성능 좋고 중금속에서 자유로운 제품들은 그만한 비용을 들여야 한다는 것도 알아둬야 한다. 저렴한 믹서기나 착즙기는 물 없이 갈리지 않거나 착즙에 효율이 떨어진다.

당근, 양배추, 사과를 믹서기에 넣을 때 상대적으로 즙이 나오는 사과부터 갈면 된다. 잘 갈리지 않는다면 제품을 바꿔라. 우리나라는 세계적인 기술력을 가진 믹서기와 착즙기가 있으니 비용을 아끼지 말고 좋은 제품으로 사면 그만큼의 값어치를 한다.

까주스나 깨주스가 좋은 점은, 고사양의 제품들을 사용하지 않더라도 보급형 제품을 이용해 실천해도 그 효과는 큰 차이가 없다는 점이다. 우리나라의 주방용품은 세계적인 수준이어서 상품설명에 특장점이 자세히 안내되어 있다. 대표적으로 열이 일정 온도 이상 올라가지 않거나, 소음이 크지 않다는 점이 여기 해당한다. 필히 확인할 사항 몇 가지가 있는데, 단단하고 투명한 플라스틱 제품을 만들 때 쓰는 화학연료인 BPA(비스페놀A)를 사용한 제품은 환경 호르몬이 나오기 때문에, 반드시 'BPA 프리(Free)'가 표기된 제품을 사용하도록 한다. 또한 유해물질검사의 안전 테스트 결과가 인증된 제품을 써야 한다.

집에서 만들기 어렵다면 만들어진 제품을 먹어도 괜찮다. 제품을 선택할 때는 검증된 대기업 제품을 선택하는 것이 하나의 방법이다. 또한 수제방식으로 집에서 만든 것처럼 정성을 다하는 제조업체를 찾는 방법도 있다. 주스의 효과는 오랜 시간 검증됐으며 수년간 그 효과를 널리 전파한 덕분에 업체 역시 다양해져 쉽게 찾을 수 있다.

제품설명을 보고 앞서 설명한 '비가열'의 100% '무첨가' 제품을 찾았다면, 2가지 방식에서 고민하게 된다. 유기농 채소·과일을 비가열 제품으로 만들었지만 급속냉동 후 보내는 제품, 그리고 급속냉동 없이 착즙 그대로 냉장 유통(아이스팩과 스티로폼 포장재 이용)으로 배송하는 제품이다. 결론은 둘 다 괜찮다.

매일 신선하게 만드는 제품은 유통기한이 보통 3~4일 내이지만 냉장보관을 잘하는 경우는 일주일까지 두고 먹어도 괜찮다. 이런 부분이 신경 쓰인다면 냉동된 제품을 받아 그때그때 해동 과정을 거쳐서 먹어도 좋다. 다만, 냉동 기간은 한 달 내로 하자. 해동은 자연해동만 가능하다. 전자레인지 사용은 절대 금물이다. 우리가 주스를 먹는 가장 큰 이유는 신선하게 살아있는 그대로를 먹는 것임을 기억하자. 냉동된 주스를 편리하게 활용하는 것은 만두나 피자처럼 죽은 냉동식품보다 훨씬 좋지만, 가급적 일주일 내에 먹는 것을 원칙으로 하자.

집에서 매일 만드는 것이 힘들다면 일주일치를 만들어 냉장보관하여 먹거나 냉동보관 후(일주일치 초과분) 조금씩 꺼내서 마셔도 된다. 당근, 양배추, 사과는 냉장보관 시 한 달, 냉동보관 시 3개월 내로 사용한다. 케일과 셀러리는 냉장보관 시 일주일 내로 하고 최대 2주 이내에 소비해야 한다. 모든 식재료가 그렇듯 주스로 만드는 경우는 얼리거나 삶거나 데치지 말고 신선한 상태 그대로 착즙해서 먹을 때 효과가 가장 좋다. 주스를 먹는 계기로 냉장고를 비우는 야무진 습관까지 만들어보자.

어떤 식재료를
사야 할까?

채소·과일을 고르거나 제품을 고를 땐 친환경 인증 마크를 확인하는 습관을 가져야 한다. 농축산물에는 농림축산식품부(농림부)의 인증 마크가 있는 것이 진짜다. 그냥 유기농, 무농약만 쓰여있으면 정부인증기준 요건에 맞지 않을 수 있으니 주의하자.

유기농 마크는 농약과 화학비료를 전혀 쓰지 않았음을 뜻한다. 무농약 마크는 유기합성 농약을 사용하지 않았지만, 화학비료를 권장량의 3분의 1 이내 사용한 것을 뜻한다. 가급적 유기농 마크를 가진 제품을 고르라고 권하는 이유다.

농산물 우수관리인증 마크인 GAP(Good Agricultural

Practices)는 농산물의 생산유통 각 단계에서 농약, 중금속, 유해생물 등 위해 요소를 관리한 농산물을 뜻한다. 그러니 유기농 마크와 GAP 마크가 함께 있는 제품이 우선 선택 대상이다. (여기서 지구 환경까지 생각한다면 저탄소 인증 마크까지 확인하자. 이는 생산과정에서 온실가스를 줄이기 위해 노력한 제품이라는 뜻이다. 저탄소 인증 마크는 유기농, 무농약, GAP 사전 인증을 받은 농산물 대상 중 저탄소농업 기술을 사용한 농산물에 붙는다.)

농축산물과 함께 수산물 인증 제도도 알아두자. 해양수산부(해수부) 이름이 인증 마크로 있어야 한다. 유기수산물은 농산물에서 말하는 유기농과 같다고 생각하면 된다. 식용을 목적으로 생산하는 양식수산물로 다시마, 굴 등을 구매할 때 확인하면 된다. 유기가공식품은 유기수산물을 원료(재료)로 제조, 가공, 유통한 식품이다. 유기식품은 유기수산물과 유기가공품을 포함하는 인증 마크다. 유기수산물의 무항생제에 해당하는 것들은 육상 양식어업으로 생산한 수산물로 새우, 전복, 뱀장어 등에 붙는다. 양식수산물들도 무항생제 인증이 된 것을 먹는 것을 원칙으로 한다.

마지막으로 수산물 중 가장 많이 먹는 김, 미역, 톳 등의 제품에서 우선으로 고려할 마크는 '활성처리제 비사용'으로 양식장에서 병해방지로 쓰는 활성처리제를 사용하지 않았음을 뜻한다. 농약과 마찬가지로 활성처리제 사용도 심각한 문제를 발생시킨다.

세척도 신경 쓰이는 부분 중 하나다. 이 부분은 먼저 말하고 싶은 바가 있다. 우리는 농약이나 중금속에 대한 걱정을 무의식적으로 계속하는데 그러지 않아도 된다. 우리나라처럼 선진국은 인체에 해가 되지 않도록 기준을 세워 관리하고 있으니 강박을 갖지 않아도 된다는 것이다. 가장 좋은 세척법은 식초를 10% 정도 비율로 물에 탄 후 20분 정도 담가둔 후 씻는 법이다. 식초가 아니라면 베이킹 소다도 괜찮지만 베이킹 소다 역시 미량의 화학성분이 있을 수 있다. 채소·과일 전용세제나 락스도 마찬가지다. 살아있는 것에 화학반응을 일으키므로 식초를 우선적으로 사용하면 된다.

주스 제품을 고를 때는 비가열(냉온착즙), 무첨가, 비냉동을 기억하자. 여기에 유기농이면 최고의 제품이지만 유기농을 고집할 필요는 없다. 유기농이 아니면 무농약제품, 비냉동이 안 되면 급속냉동 제품을 찾으면 된다. 살균과 멸균 과정을 거쳐 유통기한이 있는 주스는 여행 시 활용하면 된다. 지금은 편의점에만 가도 100% 착즙주스를 구매할 수 있으니 가급적 현지에서 구하지 못하는 상황에서만 가열 처리된 제품을 먹는다.

비냉동 제품을 권하는 이유는 효과면에서의 차이보다는, 해동해서 먹는 과정의 번거로움으로 인해 지속적인 실천을 하는 데 방해되기 때문이다. 물론 급속냉동한 제품을 자연해동하여 먹는 게 편한 경우에는 선택해도 무방하다.

까주스의 경우는 조건을 충족하는 제품이 있으나 깨주스의 경우는 없을 수 있다. 이런 경우 케일과 셀러리 조합의 제품 또는 케일, 셀러리 각각의 단일제품을 택하면 된다. 직접 만들 때처럼 까주스를 먼저 실천하면서 깨주스나 케일주스, 셀러리주스에 적응해가면 된다. 보통 양이 적은 제품은 120~300ml까지 있고 소규모로 수제작업하는 업체는 최대 500ml 제품도 내놓으니 최대 500ml까지 양을 맞춰나가면 된다.

집에서 만들 때 원물의 상태에 따라 주스 상태가 다르듯 제품 역시 마찬가지다. 제조사의 특징에 따라 제품의 양이 내게 미치는 영향이 조금씩 다를 수 있으니, 반드시 하루 목표량에 맞춰 구매할 필요는 없다. 마셔보면서 조절해보길 바란다. 제품은 유통기한이 짧다. 그만큼 살아있는 신선한 재료로 공급과 유통을 하는 일은 어려우니 말이다. 집에서 만드는 것과 마찬가지로 제품 역시 냉장보관 시 일주일 안에 먹으면 되니 정기배송을 하면서 쌓일 때도 절대 버리지 말고 편한 마음으로 마시도록 하자.

제품에 선택지가 많은 경우 회사나 가정으로 배송 시 일주일에 하루 한 병(200ml)을 먹는다는 가정으로 다음의 일정을 작성해보자. 매일 아침 까주스 한 병에 월요일은 당근주스, 화요일은 깨주스, 수요일은 셀러리주스, 목요일은 당근주스, 금요일은 깨주스, 토요일은 셀러리주스, 일요일은 까주스로 맞춰 하루에 두 병씩 공복에 마

시도록 한다. 제품량에 따라 자연스럽게 하루 섭취량이
500~600ml가 될 수 있다.

07

주스 구성 비율과
마시는 양

1 | 까주스&깨주스 구성 비율과 양

까주스는 당근 150g, 양배추 100g, 사과 250g 비율로 하면 약 300ml가 착즙된다. 당근과 사과는 각각 한 개 정도 양이다. 보기 편한 비율로는 2:1:2가 좋다.

깨주스는 케일 70g, 셀러리 100g, 사과 150g 비율로 하면 약 250ml가 착즙된다. 케일은 약 열 장 정도, 셀러리는 한 줄기 정도, 사과는 한 개 정도 양이다.

비율에서 보듯 2가지 채소의 합과 과일의 비율을 같이하면 맛있는 주스를 얻을 수 있다. 까주스와 깨주스 외 다른 과일과 채소를 섞을 때도 이러한 비율을 참고해 만들면 영양소와 맛 모두를 잡는 훌륭한 주스가 된다.

레시피를 알려달라는 요청이 많아 이렇게 제안하지만, 까주스와 깨주스를 만들 때 수치를 재가면서 엄격하게 만들려 하지 않았으면 한다. 경험이 쌓이면 점점 나만의 훌륭한 주스가 만들어지니 편한 마음으로 만들자.

스무디로 했을 때는 양이 조금 더 나올 수 있다. 채소·과일의 크기에 따라 조금씩 양이 달라질 수 있으나, 이것이 가장 기본적으로 한번에 먹으면 좋은 양이니 걱정 말고 마셔도 된다.

까주스와 깨주스의 중요한 성분들이 입을 시작으로 위장을 거쳐 혈액에 흡수되어 간문맥을 통해 간과 담낭에 전달되려면 충분한 양이 장까지 도달해야만 한다. 이 양이 까주스와 깨주스를 하루 한 잔씩 먹을 때 약 500~600ml에 달한다. 여기서 음용방법의 가짓수가 생겨나기 시작한다. 처음 주스를 먹는다면 까주스부터 하루 한 잔씩 실천하자. 처음부터 깨주스로 시작하면 맛에 적응하는 데 시간이 걸린다. 몸에서 반응하는 치유현상에 겁먹고 중단할 수도 있다.

2 | 주스를 마시는 시간

아침에 일어나면 가볍게 물 한 잔(음양탕)을 마시고, 상황이 되면 레몬수를 마신다. 그리고 30분 후에 주스를 먹으면 된다. 식사는 최소 15분이 지난 후, 상황이 되면 30분 후에 식사하면 된다.

레몬수는 필수는 아니다. 주스를 실천하지 못할 경우 레몬수만 꾸준히 실천해도 우리 몸은 놀라울 정도로 좋아진다. 이보다 강력한 것이 까주스와 깨주스다. 누차 말하지만, 스무디 형태도 좋은 효과를 가져오지만 식이섬유로 인해 더 강한 작용을 누릴 수 없기에 불용성 식이섬유를 제거하고 수용성 식이섬유가 들어있는 착즙주스를 먹으라고 하는 이유다. 식이섬유가 좋은 것은 분명하나 이것을 먹고자 스무디 방식을 오랫동안 고수했지만 큰 변화를 느끼지 못한 사람은 반드시 착즙주스를 시도하길 바란다.

아침이나 기상 후에 주스를 마시지 못하거나 오후나 저녁에 실천하는 때는 주스를 마시는 시간의 간격을 줄이면 된다. 이 경우 점심이나 저녁에 무엇을 먹었는지에 따라 다르다. 소화하는 데 시간이 오래 걸리는 동물성 식품이나 가공식품의 경우에는 먹은 후 서너 시간 후, 소화 에너지가 덜 드는 채소·과일식을 한 경우에는 30분이나 1시간 뒤에 주스를 마시도록 한다. 주스를 마신 후 역시 15~30분 정도 지난 후 다른 음식을 먹어야 하는 것을 기억하자.

3 │ 까주스와 깨주스를 함께 먹는 방법

까주스에 적응했다면 깨주스로 넘어가보자. 아침은 까주스, 오후나 저녁은 깨주스로 하루 500~600ml를 맞추는 게 일반적인 실천법이다. 양이 늘어나면 아침에 까주스 500ml, 오후나 저녁에 깨주스 500ml로 하루 1L를 맞추면 된다.

일주일을 기준으로, 격일로 까주스와 깨주스를 번갈아서 마셔도 된다. 3일은 까주스를, 4일은 깨주스를 먹는 식의 루틴도 괜찮다. 몸에 완전히 적응되었음을 느끼면

하루 1L를 깨주스로만 해서 일주일을 보내는 것도 실천해
보기 바란다.

4 | 유아, 어린이를 위한 주스의 구성 비율과 양

유아나 어린이 또한 마시는 것은 공복에 해야 한다.
걱정이 앞선다면 우리 인류가 그 오랜 시간 무엇을 먹고
생존해왔는지 생각하면 명쾌하게 답이 나온다. 우리는 유
아부터 어린이까지 모두 채소·과일을 주스 형태로 먹으며
잘 자라왔다는 점을 믿어 달라. 현대 영양학적으로 봐도
엄마의 젖 다음으로 아이들이 잘 먹을 수 있는 것은 과일
주스다. 돌이 지난 시기부터 채소주스도 먹을 수 있다.

아이들은 주어진 상황에 따라서, 먹는 내용물에 따
라서, 성장 시기에 따라서 소화흡수력과 먹는 양이 다 다
르다. 절대 칼로리나 권장섭취량에 맞춰서 먹지 않는다.
마찬가지로 주스도 나이에 따라 최소 섭취량으로 마셔라.
최대 섭취량은 그다음 나이로 생각하되 상황에 맞춰 조절

해주면 된다.

　유아나 어린이들의 몸처럼 정직한 것은 없다. 자연에서 온 그대로의 주스는 아이들이 스스로 충분하다고 느끼면 더 이상 먹지 않는다. 그러면 그때 그만 주면 된다. 반대로 설탕이나 인공감미료 등 화학첨가제 덩어리인 죽 같은 음식들은 계속 찾게끔 만들어, 제한하지 않으면 결국 몸에 염증을 만들어 아프게 한다. 그게 차이점이다.

　생후 6개월 미만은 30~60ml, 12개월은 60~100ml, 24개월은 100~150ml, 36개월은 150~200ml, 4살부터 10살까지는 200~300ml, 11살부터 15살은 300~500ml가 마시기 좋은 양이다. 참고로 3살까지는 까주스만 먹이고 깨주스는 4살부터 시작하도록 한다. 콩팥(신장) 발달 측면에서 케일과 셀러리가 영향을 끼치는 면도 있으나, 가장 큰 이유는 아기 입맛에 케일과 셀러리가 너무 쓰기 때문이다.

08

주스를 마실 때
반드시 주의할 1가지

이렇게 좋은 주스를 많이 마시면 좋은 거 아닌가, 하는 생각이 들 수 있다. 여러분이 200~300ml를 시작으로 500ml, 1,000ml를 차례대로 경험하고 주스에 대한 효능과 효과를 충분히 느끼고 믿음이 완전히 생겨 이 생각을 한다면 좋겠다. 그렇지 않고 처음부터 최대 효과를 보고자 최대로 마실 수 있는 양을 찾고 실천한다면 사흘도 못 가서 주스는 사기라며 목소리를 낼 가능성이 높다.

과유불급(過猶不及), 모든 것은 지나치면 아니하지 못하다는 것은 자연의 섭리이자 이치다. 주스 역시 그러하다. 하루 동안 여러분이 먹을 수 있더라도 더 마시지 말아야 할 최대량은 바로 2,000ml, 즉 2L다. 1L가 넘어가는 경우, 하루 종일 착즙주스만 먹는 상황에 해당된다고 생각하자. 그외에 다른 음식물, 가공식품이나 동물성 식품 등을 섭취하면서 주스를 1L 이상 마시면 반드시 설사하고 화장실을 1시간마다 갈 것이다.

암환자들이 항암치료를 받을 때 고통스러워하는 증상 중 하나가 극심한 변비다. 때문에 관장을 하기도 하는데, 커피 관장, 주스 관장 등은 하지 않길 바란다. 세균 감염의 위험이 크고 자연의 순리를 역행하는 것은 반드시 부작용을 남기는 법이다. 배출은 안에서 밖으로 자연스럽게 이뤄져야지 밖에서 안으로 들어와서는 안 된다.

까주스를 하루 500ml씩 먹기 시작하면서 변비를 극복한 암환자들을 많이 만났다. 주스를 마시고 3~4일 만에 변을 보기 시작하고 일주일이 지나면 (환자들의 표현을 빌리자면) '내 뱃속에서 어디서 그렇게 많은 똥이 나오는지 신기할 정도의 양'이 쏟아져 나오기 시작한다. 처음부터 1,000ml(1L)를 먹는다고 더 빨리 배출되는 건 아니니 조급함을 갖지 말고 500ml씩 시작하라. 적응하는 시간은 반드시 필요하고, 그 시간은 길어야 2주에 불과하니 말이다.

앞서 주스를 2L까지 먹을 필요는 없다고 했지만, 예외도 있다. 7대 3의 법칙(채소·과일 70%, 가공식품 30%)의 식단에 따라 일상에서 까주스를 생활화하고 있다면 일주일 정도 단식처럼 하루 종일 까주스만 먹으며 생활하는 것이다. 몸도 마음도 비우는 시간이다. 마치 이슬람교의 라마단, 기독교의 금식기도, 불교의 안거(安居, 승려가 일정 기간 외출하지 않고 한곳에 머무르면서 수행하는 제도) 기간과 같은 의식이지만 완전히 굶을 필요 없이 까주스만 1L에서 최대 2L까지 마신다. 자주할 필요는 없고, 상반기에 한 번, 하반기에 한 번, 즉 6개월에 한 번씩만 해줘도 어떠한 영양제나 약물의 도움 없이 정신적으로나 육체적으로나 최상의 건강상태를 유지할 수 있다.

이 방법은 최소한 1년 이상 까주스를 실천하고 일주일에 이틀 정도는 까주스만 먹으며 실천하는 경험이 바탕이 될 때 하기를 권한다. 지금 당장 목숨이 위태로운 상태로 병원에서 해줄 수 있는 게 없거나, 특히 수술이나 약물요법보다는 자연치유법으로 내 몸의 회복력을 만들고 싶을 때 할 수 있다. 왜냐하면 당장의 선택지에서는 최선의 방법이기 때문이다. 다만, 믿음이 부족하여 불안과 걱정이 크다면 충분히 주치의와 상의하고, 자연치유 전문의 요양 병원에 입원해 진행하면 된다. 내 몸의 주인은 나이고 내 돈을 어디에 어떻게 쓸지 내가 결정하고 책임질 때 인생은 최고로 행복해진다. 국내에도 자연치유 방식을 통합 의학이라는 관점에서 받아들이고 환자의 결정을 존중하며 생명에 지장이 가는 응급상황까지 가지 않는 내에서 과정을 함께하는 병원들이 있으니 잘 활용하길 바란다.

09

마지막 단계의
실천법

까주스와 깨주스를 1L까지 먹을 수 있게 되었다면, 다음 단계는 당근주스, 양배추즙, 사과즙, 케일즙, 셀러리주스 등과 같은 단일주스의 실천이다. 이는 매일 마시거나 하루 종일 할 필요까지는 없다. 주스로 자연치유를 할 수 있는 방법 중 가장 효과적인 방법이기는 하지만, 그만큼 몸에서 오는 여러 신호로 인해 불안과 걱정을 할 필요는 없기 때문이다.

가령 당근주스만 오래 실천하면 얼굴이나 손발 등 피부가 노랗게 된다. 당근에 있는 카로티노이드 성분 때문이다. 귤을 먹으면 노래지는 것과 같지만 주스를 먹었다는 이유로 황달이 온 건 아닌지 걱정하기 시작한다.

양배추즙이나 케일즙은 위암 환자들이 많이 쓰지만 맛 때문에 오래 실천하기 어려운 부분이 있다. 셀러리주스도 마찬가지다. 고통을 억지로 참으면서 결과를 얻기 위해 오랜 시간 실천할 필요는 없다. 우리에게는 그 효과가 분명한 조합인 까주스와 깨주스가 있기 때문이다. 단일주스는 까주스와 깨주스를 마시며 간간이 다른 맛을 맛보기 위한 방편으로 열흘에 한 번씩 실천하면 충분하다.

집에서 만들어먹으니 당연히 몸에 좋겠지라는 생각과 냉장고 비우기의 일환으로 10가지에 달하는 재료를 모두 넣어서 만들지는 말자. 몸에 치명적인 무리는 없지만 며칠간 화장실을 자주 가게 된다. 까주스와 깨주스는 각각 마셔주고, 필요시 추가로 당근, 양배추, 케일, 셀러리, 사과를 각각 주스로 만들어 마시면 된다.

비트, 키위, 레몬, 상추, 블루베리, 딸기, 포도 등 몸에 좋다는 대표적인 채소·과일을 추가로 넣지는 말자. 더 달게 만들기 위해 바나나를 넣는 것도 마찬가지다. 어린이나 청소년의 입맛에 좋고 그 효과도 있지만, 매일 혹은 주기적으로 혈당 검사를 하고 있다면 바나나가 혈당 스파이크를 일으키는 것으로 오해받을 가능성이 크다. 분명 바나나 역시 스무디 형태로 장기간 복용하더라도 혈당조절 문제를 가져오지 않지만 혈당을 상승시킨다는 공격을 받고 있다. 이로 인한 심리적인 불안을 가져오며 이는 주스 자체에 대한 불신으로 이어지기 때문이다.

대표적인 열대과일인 망고 역시 마찬가지다. 망고나 수박처럼 단맛이 나는 주스는 그 자체만으로 마시는 게 좋다. 칵테일처럼 종합적으로 들어간 주스는 말 그대로 별미로만 즐겨주길 바란다.

이러한 내용은 채소·과일식과 주스가 생활화된 사람들에게는 해당하지 않는다. 내 몸을 가장 잘 아는 주치의는 자기 자신이라는 말처럼, 자신만의 레시피를 알아서 만드는 순간이 올 때까지는 기본원칙을 지켜나가자.

10

그 밖의 여러 상황에 따라
마시는 방법

주스가 스무디보다 더욱 강력한 효과를 가져오는 것은 씹을 필요조차 없이 마실 수 있어 흡수와 에너지 전달이 더 높기 때문이다. 직접 혈관에 링거를 통해 주사하는 것보다 부작용 없이 말이다.

주스를 마시는 가장 이상적인 방법은 따로 없다. 어떻게 먹더라도 그 어떤 음식보다 몸에 좋기 때문이다. 다만 차가운 상태가 부담될 때는 실온에 5~10분 정도 잠시 놔뒀다가 먹거나 마실 때 입을 헹구는 것처럼 입안에 머금었다가 마실 수도 있다. 때로는 단숨에 벌컥벌컥 마시고 싶을 때가 있겠지만, 내 몸에 생명수가 들어간다는 차분한 마음으로 긍정과 감사, 그리고 여유를 찾으며 마시자. 아무리 좋은 명약도 부정적인 생각을 갖고 먹으면 큰 효과를 발휘하기 어렵다.

1 │ 주스로 16시간 공복을 실천하는 경우

16시간의 공복을 실천하고자 할 때, 고비가 되는 시간이 12시간이 되어 허기질 때다. 8시간의 수면 후 일어나 8시간 정도를 아무것도 안 먹고 보내기란 결코 쉽지 않다. 허기에 익숙해져 일상생활을 하는 데 지장이 없을 수준까지 도달하기 전 난관을 거쳐야 한다. 특히, 짜증나거나 스트레스를 받아서는 안 된다.

12시간의 위기에 대해 예를 들어보자. 전날 저녁 8시까지 식사를 모두 마치고 다음 날 오전 8시까지 물 이외에 아무것도 먹지 않았다면, 남은 4시간을 버텨야 한다. 이때 1시간마다 100~120ml 정도의 주스를 네 번에 걸쳐 먹으면 된다. 오전 8시부터 9시, 10시, 11시까지 마시는 것이다. 그리고 1시간 후에 첫 식사를 하면 되는데, 이

것이 익숙해지면 2시간 단위로 200~250ml를 두 번에 나눠서 마신다. 공복 유지가 숙달되면 오전 10~11시 정도에 500ml를 한번에 마신다.

견디는 것이 고통스럽다면, 그사이에 레몬수나 다른 채소·과일 원물이나 견과류를 먹어도 괜찮다. 완전한 단식 개념으로 접근하지 않아도 충분하며 독소배출이 이루어지고 오토파지(자가포식)가 작동하는 동안 주스가 에너지를 공급해 몸이 더욱 가벼워지는 것을 느낄 수 있다.

2 │ 약이나 영양제, 커피를 먹는 경우

병원에서 처방받는 약은 대부분 식후에 복용한다. 간혹 식전에 먹는 약도 있다. 주스를 먹으면서 영양제를 챙겨먹는 경우도 있을 것이다.

다른 음식들과 기준은 마찬가지다. 기본적으로 주스를 마시고 난 뒤 최소 30분 후에 먹으면 된다. 약이나 영양제와 마찬가지의 약물이 들어있는 것이 커피인데, 주스를 마시면서 영양제나 커피를 권하지는 않는다. 간을 해독하기 위해 먹는 주스인데, 간이 해독해야 할 약물을 꼭 필요한 경우가 아님에도 먹을 필요는 없기 때문이다. 그럼에도 커피를 끊는 것이 어렵다면 30분 이상의 간격을 두고 마신다.

3 │ 운동을 매일 하는 경우

기상 후 운동하는 루틴이 있다면 앞서 설명한 바와 같이 음양탕, 레몬수, 까주스나 깨주스를 마시면 가장 좋다. 레몬수를 마실 수 있는 상황이라면 운동 전후에 주스를 마셔도 좋다. 레몬수를 마시지 않는 경우라면 운동 전에 주스를 마시자. 까주스와 깨주스 모두 사과가 들어있어 운동하면서 손실되는 에너지를 채워주는 역할을 한다.

참고로 공복에 운동을 심하게 하면 우리 몸에 무리가 쌓이는 것을 기억하자. 운동 후에도 어떠한 음료보다 주스를 통해 전해질, 미네랄, 나트륨, 신경전달물질 등을 보충해주면 좋다. 운동 이후에 채소·과일식을 먼저 하고 다른 일반식들로 탄수화물을 공급해주면 된다.

레몬수와 까주스, 깨주스 순서까지 매일 똑같이 지킬 필요는 없다. 주스 후에 레몬수를 먹어도 좋다. 꾸준히 매일 실천하는 자체가 가장 중요하다. 그 과정에서 자연스럽게 나만의 상황에 맞는 맞춤형 루틴이 생길 것이며 그게 가장 이상적이다.

까주스와 깨주스를 함께 실천할 때, 레몬수의 양은 200~300ml 정도면 충분하며, 역시 간격은 기본 15~30분 정도를 두면 된다. 주스를 마시지 않을 때 레몬수는 기본 500ml를 마시면서 간 해독을 위해서는 두 번으로 나눠 1L를 마시면 가장 좋다.

11

까주스와 깨주스를
대체할 수 있는 것들

까주스와 깨주스를 먹지 못하는 경우가 있을 수 있다. 이에 까주스와 깨주스를 대체해 먹을 수 있는 채소·과일들, 그리고 다양하게 먹는 주스를 소개하니 이를 통해 몸과 마음을 회복하며 삶의 즐거움을 찾길 바란다.

1 │ 레몬

레몬수는 꼭 챙겨먹으면 좋다. 몸을 산성화한다는 것은 근거 없는 주장이다. 인간의 몸에서 비타민C가 합성되지 않는 것은 과일로 충분히 섭취할 수 있기 때문인데,

특히 레몬의 항산화 성분은 물에 잘 녹아나온다.

씻은 레몬을 껍질째 슬라이스 한 후 레몬 한 개당 500ml 물에 기본 30분은 담궈놓은 후 수시로 마신다. 물의 양은 적응 시기에 따라 1L에서 시작해 200ml까지 조절하면 된다.

레몬수가 익숙해지면 레몬을 껍질째 통째로 갈아놓고 얼린 뒤 하나씩 물에 타서 먹는 걸 추천한다. 비타민C가 피로를 풀어주고, 껍질에 함유된 리모넨이라는 성분이 독소배출을 도와준다. 리모넨은 소화기건강, 피부미용, 간해독효소를 활성화해 간세포를 보호하며 유방암 예방 효과가 있는 타목시펜과 유사하다.

레몬수는 이뇨 작용을 촉진한다. 몸속의 독소배출에 도움을 주기에 담석 예방, 신장과 방광의 결석 방지에 효과적이다. 이 밖에도 지방분해 효과가 있는 나린진 등 단백질, 필수 아미노산, 지방, 올레산, 리놀레산, 탄수화물, 엽산, 비타민C, E , B1, B2 등의 영양소가 있다.

레몬은 라임으로도 대체가 가능하다. 레몬수가 아닌 레몬 자체를 먹거나 레몬 스무디나 착즙을 먹는 수준에 이르는 채식주의자들도 많다.

2 | 오렌지

주스, 하면 가장 먼저 떠오르며 친숙한 게 오렌지주스다. 여기서 말하는 오렌지주스는 진짜 오렌지를 갓 짜서 먹는 주스다.

스무디의 경우 껍질을 벗긴 후 과육만 갈도록 한다. 영양학적인 측면을 위해 맛과 목넘김을 포기한다면 껍질째 갈아도 괜찮다. 착즙은 껍질까지 함께 착즙하도록 한다.

갓 짠 신선한 생즙을 마시는 게 가장 좋지만 농축액을 사용하지 않는 비가열 NFC(Non From Concentrate, 농축액으로 만들지 않았음)로 만든 제품도 괜찮다. 유통 과정에서 살균·멸균 과정을 거치며 일부 소실이 있었더라도 액상과당과 합성향료로 맛을 내는 가짜 음료보다 낫다.

오렌지는 콜라겐 합성을 도와 피부탄력을 높인다. 피부 노화, 건조, 주름을 줄여주는 성분이 가득하다. 대표적으로 카로티노이드는 소화기건강, 피부탄력개선 효과를, 루테인은 노화방지와 면역력 향상 효과를, 퀘르세틴과 페놀산류는 강력한 항산화 작용을, 리모넨은 소화기건강과 피부미용 효과를, 플라보노이드는 콜레스테롤 감소와 혈관건강 개선을 가져온다. 이 밖에도 필수 아미노산, 지질, 식이섬유, 탄수화물, 구리, 마그네슘, 비타민B1, C, 엽산, 판토텐산 등의 항산화 성분이 가득한 천연 종합 비타민제가 오렌지주스다. 오래전부터 수행자들이 하루 한 잔 오렌지주스만 마시며 수행과 명상, 요가를 할 수 있었던 이유다.

오렌지는 자몽이나 감귤로도 대체할 수 있다.

3 | 키위

주스로 먹으면 좋은 과일이 키위다. 키위는 뉴질랜드에서 만든 이름으로 중국에서 기원한 우리나라 토종 과일이기도 하다. 「청산별곡」에서 나오는 '머루랑 다래 먹고’ 할 때 다래가 바로 키위로, 예로부터 참다래로 불려왔다. 뉴질랜드에서 초기에는 ‘차이니즈 구스베리’로 불리다가 본격적으로 재배하면서 국조인 키위새에서 이름을 따왔다는 설이 유력하다.

키위 역시 수입과일 붐을 타고 급속도로 유행하다가 농약과 껍질의 털 알레르기, 혈당 공격으로 많이 먹지 않게 되었지만, 비타민C 함량이 레몬과 비슷할 만큼 뛰어난 과일이다. 소화가 어려운 단백질 소화를 촉진하고 콜레스테롤 감소에 탁월한 키위의 효능이 확인되기도 했다. 고기를 부드럽게 만들어 소화를 잘되게 만들기에 요리 재료로 갈아서 넣기도 한다.

식이섬유, 필수 아미노산, 필수 지방산, 오메가3 지방산, 칼슘, 철분, 엽산, 비타민C, K 성분이 대표적이며, 다이어트에도 효과가 있어 원 푸드 다이어트로도 많이 먹는다. 품종개발로 그린키위와 골드키위가 재배되는데 엽산과 철분이 필요한 임산부와 어린이는 골드키위를 주로 먹으면 좋다. 특히 키위에 들어있는 트립토판이라는 성분이 행복감을 느끼는 호르몬인 세로토닌 합성을 촉진해 우울증을 이겨내는 데도 큰 효과가 있다. 이 밖에도 영양제로 많이 알려진 아르기닌이 들어있어 혈액순환을 도와 혈관 질환을 개선한다.

키위 역시 껍질에 항산화 효과가 과육보다 세 배나 많은 게 확인되었는데, 주스로 먹으면 껍질째 먹을 수 있다. 스무디나 착즙 모두 효과 만점인 과일이다. 국내산 유기농 친환경 키위를 온라인에서 손쉽게 주문할 수 있는 시대에 살고 있는 만큼 잘 활용해보면 어떠한 약보다 좋은 효과를 느낄 수 있다.

4 │ 토마토

'토마토가 빨갛게 익어갈수록 의사의 얼굴은 파래진다'라는 유럽의 속담에서 알 수 있듯 토마토는 블루베리와 함께 10대 푸드로 손꼽히는 채소다. 과일과 채소에 부과되는 세금으로 인해 미국 대법원 판결까지 가서 10년간의 긴 공방 끝에 1893년 채소로 분류되었다. 토마토는 식물학적으로는 과일이 맞지만, 사람들이 디저트로 먹지 않고 식사의 주된 재료로 요리에 사용하므로 관세법상 채소로 분류한다는 판결이었다. 그 이후 토마토는 채소의 범주에 속해 다양한 요리재료로 사용됐다. 그와중에 기름과 함께 섭취하면 흡수율이 높아진다는 말에 데쳐서 많이 먹게 되었지만, 생으로 먹었을 때 가장 좋다. 토마토 역시 당근과 마찬가지로 특정 성분인 라이코펜만 들어있는 게 아니기 때문이다.

주스로 마셨을 때 온전한 영양소를 흡수할 수 있는 토마토를 까주스나 깨주스의 재료로 넣지 않은 가장 큰 이유는 맛의 조화도 있지만 알레르기를 유발해서다. 가공식품 제품표기 뒷면에 보면 알레르기 주의 문구에 토마토가 들어있는 경우가 꽤 많다. 완전히 익지 않은 노란색이나 초록색 부분에서 나타나는 신경독성물질이 있는데 구토나 설사, 복통을 유발하고, 열로도 완벽히 제거되지 않는 특성이 있다.

토마토가 좋다고 하지만 나에게 맞지 않다고 느껴지면 다른 과일을 먹으면 된다. 채소·과일에 특별한 문제로 생각할 필요가 전혀 없다. 빨간색의 주요 성분인 라이코펜이 함유된 딸기, 석류, 수박으로 충분히 대체된다.

5 | 포도

여기까지 소개한 것들 중에서도 먹지 못하는 게 있다면, 오렌지와 함께 주스 최강자인 포도주스가 있다. 포도 역시 인류의 역사와 함께한 과일로, 발효시켜 마시는 포도주로도 함께해왔다.

포도 역시 껍질과 씨앗에 뛰어난 항산화 물질이 있어 통째로 착즙했을 때 효과가 뛰어나다. 철분으로 빈혈 예방을, 플라보노이드 레스베라트롤로 항암 효과와 항산화 작용 및 혈관건강을, 비타민 B1, B2로 항암 효과를, 보라색의 대표물질인 안토시아닌이 눈건강을 가져온다.

입맛에 따라 매일 먹기에 텁텁하다고 느낄 수 있어서 가끔 마셔주면 주스의 별미로 활용할 수 있다. 오래전부터 성공률이 높은 대표 원 푸드 다이어트가 포도인 것은 그만큼 영양소가 풍부함을 뜻한다. 직접 먹는 수고로움을 착즙 포도주스를 통해 편하게 즐겨보자.

6 │ 바나나, 망고, 파인애플

공복에는커녕 식후에도 혈당 상승을 가져온다며 먹지 못하게 하는 대표 열대과일들이다. 하지만 필리핀, 인도네시아 등 동남아시아에서는 여전히 바나나, 망고, 파인애플을 값싸게 먹을 수 있어 주식처럼 먹는다. 두리안, 망고스틴, 파파야, 람부탄, 잭후르츠, 용과, 코코넛 등 과일들을 칵테일처럼 만들어 주스로 마신다. 그렇다면 동남아시아 사람들의 당뇨 발병률이 가장 높아야 하는데 실제는 그렇지 않다.

바나나는 마그네슘 함량이 높아 체내 칼륨과의 균형이 깨져 심혈관질환이 발생할 수 있다고 하는데 그렇지 않다. 단순한 비교로 식품별 마그네슘 함량 비교를 보면 100g당 바나나는 32mg, 닭가슴살은 33mg이다. 바나나는 이유식으로도 가장 좋은 과일이기도 하다. 모유를 먹지 못하면서 이유식을 시작할 때 으깨거나 퓨레 형태로 아기에게 먹이기 좋고 단백질, 지방, 탄수화물, 비타민, 무기질, 미네랄 등 모든 영양소가 골고루 풍부하게 들어있다.

무첨가된 100% 원물로 된 열대과일주스들은 아이스크림보다 훨씬 안전하고 영양가가 있다. 두려워하지 말고 먹고 싶을 때는 마음껏 먹길 바란다. 단, 디저트가 아닌 공복에 먹는 습관을 들이도록 하자.

12

마법 같은
7대 3의 법칙

주스를 마시는 방법에 관한 설명을 읽다보면 이런 질문이 자연스럽게 들 것이다. '그럼, 다른 식사는 어떻게 해야 하는 거지?', '완전히 채식만 해야 하나?', '고기는 얼마나 먹을 수 있는 건가?' 결론부터 얘기하자면, 까주스와 깨주스를 실천하는 동안 제한해야 할 것은 특별히 없다. 왜냐하면 우리에게는 강력한 7대 3의 법칙이 있기 때문이다. 앞서 출간한 모든 책에서 강조한 법칙이기도 하고, 많은 사람들이 채소·과일식을 실천할 수 있던 효과적인 방법이기도 하다.

기본적으로 공복 후 우리의 첫 끼니는 채소·과일식, 그중에서도 까주스나 깨주스다. 그렇다면 한 달을 30일로 잡았을 때 하루 두 끼를 먹게 되면 60끼니가 된다. 60번을 7대 3으로 나누면 42대 18이 되는데 이마저 복잡하다면 40번과 20번으로 생각해도 좋다. 여기서 40번이 여러분이 주의해야 할 식사다. 이때는 반드시 채소·과일식을 해야 한다. 통곡물, 견과류 등 자연식물식이라 생각하면 된다. 나머지 20번은 가공식품을 먹어도 된다. 고기, 생선, 유제품 등의 동물성 식품, 라면, 돈가스 등의 가공식품과 약물, 영양제, 건강기능식품 등이 여기에 해당된다. 단순하게 생각해보자. 여러분이 한 달에 5kg 체중감량을 목표로 하는 다이어트에 돌입했다고 해도 한 달에 무려 탕수육을 20번이나 먹을 수 있다는 소리다. 한 달에 20번이 결코 적은 게 아님을 알게 될 것이다.

그동안의 문제는 우리가 의식하지 못한 채, 너무 자주 그것도 매일 쉴 새 없이 초가공식품을 먹어왔다는 것이다. 7대 3의 법칙만 지킨다면 채식주의, 저탄고지(저탄수화물 고지방)인 키토제닉 논란, 자연식물식 대 영양제 효능 등을 고민할 필요가 없다. 빵이나 밀가루, 튀긴 음식 등을 제한하는 당질 다이어트도 필요 없다. 골고루 먹으면서 건강하게 지낼 수 있다는 게 무엇인지 진정 깨닫게 될 것이다. 지금처럼 풍요롭고 다양한 소비를 할 수 있는 시대에 가장 중요한 것은 편안한 마음이다. 아무리 돈이 많고 아무리 건강검진 결과가 좋더라도 스트레스를 받다보면 어느 순간 몸은 신호를 보내게 되어있다.

다이어트가 실패하는 이유도 지속 가능하지 않은 복잡한 방법을 실천하기 때문이다. 7대 3의 법칙에는 채소·과일식이나 까주스, 깨주스로 하루를 시작하는 것 외에는 어떠한 규칙도 정해져 있지 않다. 앞서 말한 40번과 20번을 한번에 못 지켜도 괜찮다. 격일로 반반으로 해도 좋고 거꾸로 3대 7로 시작해서 점차 4대 6, 5대 5를 지나 최종적으로 8대 2, 9대 1까지 가는 경험을 해도 좋다. 각자의 상황에 맞추어 얼마든지 조절해가면 된다.

그 안에서 본인의 컨디션이 가장 좋은 상태를 찾는다면 그렇게 유지하면 된다. 100일만 실천해도 몸이 달라지고 알아차린다. 그 과정에서 내 몸에 좋은 음식과 그렇지 않은 음식을 자연스럽게 알게 된다. 암환자라고 100% 자연식물식이나 생식만을 먹는 게 최선이 아니다. 동물성 식품을 일정 비율 이상 먹을 때 컨디션이 가장 좋다면 그렇게 하면 된다. 우리 개개인 모두는 소우주에 해당하기 때문이다. 그만큼 놀라운 자연회복력을 갖고 있지만 그 특성은 조금씩 다를 수밖에 없다.

다만 내 몸이 어느 정도 회복한 뒤에는 소비에서도 지구 전체를 우리 사회로 생각해 착한 소비를 하자. 소비를 통해서 선한 영향력을 미칠 수 있다는 뜻이다. 지구 환경을 위해 무조건 육식을 하면 안 된다는 의미보다는 스트레스가 덜한 환경에서 키워진 동물을, 생산 과정에서 탄소를 줄일 방법을 채택한 기업들의 제품을 구매하는 것이다. 당연히 채소·과일식 역시 유기농 친환경재배를 하는 곳들을 소비하는 것으로 시작하자.

그런 측면에서 7대 3의 법칙은 단순히 음식을 먹는 횟수에서 벗어나 내가 가진 욕망과 욕구를 알아차리고 절제하는 마음수행 효과까지 가져온다. 끝도 없이 비교됨을 만들어 무한소비를 하게 하고, 결국 느끼는 허탈감과 우울감에서 벗어나게 해준다. 그러면서도 계속 참게만 하지 않으니, 스트레스가 쌓이지 않고 무엇보다 항상 포기하는 자기 자신에 대한 비난과 죄책감을 멈추게 된다. 그 안에서 자신을 진정으로 사랑하게 되고 그 사랑을 바탕으로 주위에 나눔을 펼칠 수 있는 삶으로 바뀌니, 마음에 괴로움이 없는 행복한 상태에 이르는 것이다. 정말 마법과도 같은 7 대 3의 법칙이 아닌가.

따라 하면
효과가 보장되는
2주 실천법

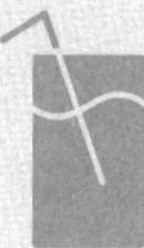

○ ○ ○

운동보다 더욱 중요한 것은 음식이다.
건강에 있어 무엇을 어떻게 먹고 마실지가 60%,
수면이 30%, 운동은 10%라고 보면 된다.

1. 2. 3 법칙만
기억하자

이번 장은 당장 실천하고 싶을 때 보고 그대로 따라 할 수 있도록 핵심 실천법만 모아서 정리했다. 기억하기 편하도록 1. 2. 3 법칙이라 명명했으니 의심과 불안, 걱정보다는 믿음과 확신, 긍정의 마음으로 편하게 읽고 실천해보길 바란다.

자고 일어난 후 **첫 끼(1)**가 가장 중요하다.

2주 동안 실천하기.

3가지 원칙(물 한잔, 채소·과일주스, 커피 끊기)만 지키기.

1 │ 첫 끼가 가장 중요하다

자고 일어난 후 첫 끼가 가장 중요하다. 기상 후 물을 100~200ml 정도 마신다. 이때 양은 내 몸이 받아들이는 정도로만 마시면 된다. 중요한 것은 찬물과 뜨거운 물을 섞은 미지근한 물(음양탕)이다. 그냥 정수를 마셔도 괜찮다.

물을 마시고 나서 최소 10분 정도 지나면 까주스나 깨주스를 마신다. 물을 마신 후 바로 주스를 먹지 않아도 되면 오전 10시와 11시 사이에 마신다. 한번에 500ml까지 마실 수 있도록 점차 양을 늘려 나간다.

처음 시작은 200ml로 하고 오전에 두 번(오전 10시, 11시) 나눠서 500ml를 마시면 된다.

2 │ 2주 동안 실천하기

진통제와 같은 약은 한 번의 복용만으로 통증이 경

감된다. 원리는 간단하다. 통증을 못 느끼게 신경을 차단하기 때문이다. 그 작용이 반복될수록 부작용은 쌓일 수밖에 없다. 이와 다르게 우리 몸이 회복되기 위해서는 면역 시스템인 림프 시스템이 회복되어야 한다. 이와 함께 백혈구, T세포, 대식세포 등 면역세포들이 회복되어야 하는데 여기에 들어가는 최소의 시간이 바로 2주다.

우리가 흔히 듣는 말 중에 '감기는 약 먹어도 일주일, 안 먹어도 일주일'이 있다. 일주일이라는 시간을 통해 바이러스, 세균, 박테리아와 싸워 이겨내야 한다는 뜻이다. 주스를 통해 몸에 있는 독소를 배출하고 이로 인해 몸의 변화를 전체적으로 느끼는데 2주가 걸리기 때문이다.

변비의 경우 2~3일만에도 그 효과를 느낄 수 있고 일주일만에도 몸의 큰 변화를 느끼는 경우도 있지만 개개인마다 상황이 다르기에 최소 2주는 실천해보길 권하며 2주가 부족하다면 30일을 목표로 실천하길 바란다.

3 | 3가지 원칙(물 한잔, 채소·과일주스, 커피 끊기)만 지키기

3가지 원칙 중 가장 어려운 것이 커피다. 커피는 매일 하루 2L씩 마시는 직장인이 많기 때문이다. 그만큼 커피만 제한해도 우리 몸은 완전 배출을 시작으로 해독과 회복을 할 수 있는 시간을 갖는다.

커피를 대신할 수 있는 까주스나 깨주스를 오전에 500ml, 오후에 500ml와 같이 여러 번 나눠서 마시도록 하자. 일반적으로 오전에 까주스, 오후에 깨주스를 마시는데 개인 기호에 따라 바뀌어도 괜찮다. 2주 동안은 하루에 마시는 주스 양이 기본 1L가 되도록 한다.

1주차에 하루 1L 마시는 것에 적응하면 2주차에는 양과 빈도수를 늘려서 최대 2L까지도 실천한다. 입이 심심하거나 허기질 때는 간식으로 견과류 정도만 먹는다. 견과류 역시 살짝 볶은 정도로 소금이나 설탕 등 무첨가 상태여야 한다. 양은 한번에 30g 미만으로 하고 하루 세 번으로 제한한다.

02

4가지 주스
실천법

주스는 실천하는 방법에 따라 총 3가지 경우로 나눌 수 있다. 명칭을 붙이자면 기본형, 고급형, 특급형이다.

1 │ 기본형

기본형은 아침의 시작만 까주스나 깨주스로 먹고, 점심과 저녁은 일반식을 하는 것이다. 단, 커피는 안 된다. 앞서 설명한 기본방식에서 커피 대신 무첨가주스를 하루 1L를 마시면서 다른 음식은 내가 먹고 싶은 것들 그대로 먹는 방식이다. 빵, 라면, 돈가스 등 음식에 제한이 없다.

2 | 고급형

고급형은 아침에 이어 점심까지 무첨가주스로 먹는 것이다. 이때 점심은 조금 더 포만감을 줄 수 있는 스무디 형태로 먹어도 괜찮다. 저녁은 일반식으로 먹고 싶은 것을 먹어도 좋다. 1일 1식을 하는 개념이다. 우리는 하루 한 끼만 먹어도 충분한 칼로리 공급이 가능한 식단 구성으로 살고 있다. 동시에 주스를 통해 필요한 모든 영양소가 공급되니 걱정하지 않아도 된다.

3 | 특급형

특급형은 고급형과 같은 상태에서 일반식으로 먹는 저녁 한 끼를 자연식물식으로 바꾸는 것이다. 가공된 음식을 일절 먹지 않는 것을 뜻한다.

자연식물식은 생식만을 뜻하지 않는다. 된장찌개, 김치찌개, 비빔밥, 청국장 등이 여기에 해당한다. 갈비탕,

제육덮밥, 초밥 등 동물성 식품(각종 고기, 생선, 우유, 치즈, 버터 등)들을 제한한다고 생각하면 된다. 당연히 라면, 국수, 우동 등 면류도 안 된다. 가장 좋은 것은 고구마, 감자, 옥수수 등 통곡물을 삶아서 먹는 것이다. 구운 고구마가 먹고 싶다면 그렇게 해도 좋다.

4 | 초특급형

최종 형태의 단계는 초특급형으로 2주간 주스만 마신다. 이때는 채소·과일을 원물로 먹는 것까지는 괜찮다. 삶거나 데쳐서 먹는 자연식물식까지 제한되면서 온전히 생식으로만 살아있는 효소를 몸에 공급해준다.

실천하다보면 가장 큰 고비가 커피보다도 야식을 끊으면서 오는 배고픔일 수 있다. 저녁식사는 오후 8시까지 늦어도 오후 9시 이내에 마치는 걸로 한다. 회식은 1차에서 마무리하고 약속들은 최대한 제한하는 2주 동안은 피한다. 이와 같은 노력에도 불구하고 야식을 먹어오던 습관이 있어 잠들 때까지 오는 가짜 허기로 인해 스트레스가 심하다면 참지 말고 주스를 마시도록 한다. 가장 간단한 방법은 바나나 한 개를 먹는 것이다.

기본형으로 2주만 해도 초고도비만이라면 5kg도 감량할 수 있다. 2주를 기본형, 고급형, 특급형으로 각각 실천하면 총 6주에 걸쳐, 고도비만이나 2~3kg 정도 감량을 원하는 경우 상황에 맞춰 다이어트가 저절로 된다.

충분히 1. 2. 3 법칙과 루틴이 익숙해지면 평일에는 기본형으로 하고 주말에는 특급형으로 하는 방법도 있다. 몸이 어느 정도 해독되고 회복된다면 평일에는 특급형을 하고 주말에는 하루 종일 주스만 마시는 한 주를 실천해본다. 이것까지 큰 어려움 없이 실천했을 때는 일주일 통째로 주스만 마신다. 이때 주스 양은 하루 2L 정도(최대치)면 된다.

무턱대고 단식하는 것보다 이러한 방법이 훨씬 더 안전하다. 1년에 한 번 또는 상반기나 하반기에 각각 한 번씩 실천하면 그 어떠한 운동이나 식단관리보다 효과적이다. 암환자나 특정질환을 갖고 있는 경우에는 순차적으로 실천하되 시간이 많지 않은 상황이라면 초특급형을 곧바로 실천해도 괜찮다.

03

몸 운동은 맨발 걷기로,
정신 운동은 필사로

2주 실천법에는 운동은 없다. 우리는 노화를 늦추고 질병을 예방하기 위해서 필수적인 것으로 운동을 강조한다. 하지만 인류 역사적으로 보면 전혀 그렇지 않음을 알 수 있다. 과일만 먹는 프루테리언들이 모조리 당뇨에 걸리지 않은 것처럼, 평생을 가부좌한 채 면벽 수행을 하거나 기행에 가까운 요가 자세를 단련한 수행자들은 모두 단명하지 않았다. 소식을 기본으로 단순한 산책 정도의 최소한 움직임으로 정신을 단련하며 100세가 넘게 산 기록이 너무나 많다.[*] 이처럼 우리에게 압도적으로 쏟아지는 건강정보들은 이면을 살펴보면 이윤을 최대 추구로 하는 산업과 관련되어있다.

운동보다 중요한 것은 음식이다. 건강에 있어 무엇을 어떻게 먹는지가 60%, 수면이 30%, 운동은 10%라고 보면 된다. 수면 역시 강조되기 시작하면서 멜라토닌을 시작으로 각종 수면 관련 호르몬 제품들이 판을 친다. 상추에 많이 있는 락투카리움 성분을 추출해 만들었다고 하며 불면개선 제품들이 쏟아져 나온다. 수면 역시 아무런 방해 없이 하루에 일고여덟 시간을 통잠으로 잘 수 있는 환경이 얼마나 되겠는가?

수면을 강조하면 할수록 현대사회에서 육아에 대한 큰 고충 중 하나가 바로 수면부족이다. 때로는 무지가 약이 되는 경우다. 하루 일고여덟 시간의 수면이 장수의 비결이라고 하기에는 2교대와 3교대 근무를 하면서도 건강

---

[*] 라마 카지 다와삼둡(W.Y 에반스 웬츠 엮음, 유기천 옮김), 『밀라레파』, (정신세계사, 2004)
파라마한사 요가난다(김정우 옮김), 『요가난다, 영혼의 자서전』, (뜨란, 2014)

히 잘 지내는 이들이 너무나 많다.

그런 측면에서 인간이 가진 자연치유력을 극대화해주는 최고의 음식은 주스다. 운동은 그다음이다. 절대 근육을 극대화하는 것이 장수의 지름길이 아니라는 점을 명심하자.

그럼에도 2가지를 추천한다. 맨발 걷기와 필사다. 맨발 걷기는 걷는 운동에 더하여 직접적인 발 자극을 통해 여러 효과를 가져온 것이 확인되었다.[*] 필사는 손으로 글을 쓰는 행위를 통해 뇌를 안정시키며 이로 인한 마음의 평온함을 가져온다.

맨발 걷기의 효과는 현대 과학에서 '어싱(Earthing, 접지)'이라는 이름으로 그 원리가 밝혀지고 있다. 전통 의학에서 보면 기혈을 원활하게 해주는 침과 같기도 하다. 맨발 걷기는 몸과 흙길만 있으면 되는 단순하고 효과가 뛰어난 운동이다. 반드시 하루 7,000보에서 1만 보를 걸어야 한다는 강박도 필요 없다. 맨발 걷기가 가장 효과가 좋다

---

[*] 서현우, "맨발 걷기 효과 : 혈액 순환 개선, 다이어트, 수면 질 높이는 효과도", 월간산, 2024년 8월

는 해변이나 백사장을 찾아다닐 이유도 없다.

맨발 걷기를 하면서 쐬는 햇볕만으로도 우리 몸이 필요한 비타민D는 충분히 합성된다. 골다공증이 걱정된다면 하루 30분만 햇볕을 쐬어주자. 맨발 걷기를 할 상황이 안 될 때는 족욕, 반신욕, 사우나를 활용해보는 방법도 추천한다. 인류가 오랫동안 몸을 회복시키는 방법의 하나로 독소를 배출해주고 긴장된 신경계를 풀어주어 만성 스트레스 완화에도 큰 효과가 있다. 자신의 상황에 맞추어 족욕을 시작으로 10~15분을 기본으로 점차 시간을 늘리면 된다. 시작 전후에 주스를 통해 전해질 공급을 해주면 효과가 훨씬 커진다.

여기서 조금 더 간단하면서도 효과적인 운동을 하고 싶다면 철봉 매달리기를 권한다. 집 문이나 벽 사이에 설치할 수 있는 안전한 철봉 제품이 많이 있다. 높이 매달리는 게 아니라 신발을 신은 상태에서 잡을 수 있게 설치하고, 매달리는 시간을 매일 2분씩 아침저녁으로 가져보길 바란다. 어깨 관절부터 목, 척추, 허리, 하체 부종 등 중력을 이용해 자연스럽게 교정이 되어간다. 점차 매달리는 힘이 생기면 턱걸이에 조금씩 도전해도 좋다. 운동은 절대 스트레스 받으면서까지 하면 안 된다는 걸 늘 기억하자.

필사 역시 간단하다. 연필과 종이, 쓸 것만 있으면 된다. 마음에 안정을 가져오기 위한 수행 방법은 명상이나 요가 등 여러 방법이 있으나 하루 단 5분에서 10분 정도의 최소한의 시간과 에너지로 그 이상의 효과를 가져올 수 있는 게 바로 필사다. 기회가 된다면 맨발 걷기와 관련한 책들을 접하길 바라고 필사 역시 실천을 해보길 바란다.

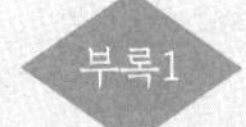

까주스와 깨주스의
효과 사례

약대를 다니며 본격적인 공부와 예방원 운영을 통한 임상 경험으로 지난 10여 년간 많은 환자들을 만났다. 대부분이 기존의 병원 시스템에서 방법이 없거나 한방 병원과 한의원을 다녀도 차도를 얻지 못한 경우였다. 자연치유를 선호하는 극소수의 환자도 있었다. 그나마 국가가 인정하는 의료 면허권자의 테두리 안이 한약사이기에 찾은 것이다.

특히나 시한부 선고를 받고 병원에서 더 이상 해줄 게 없는 암환자가 많았다. 한약을 먹고 싶어하는 경우도 있지만, 대부분 자연치유 방법에 확신과 믿음을 가질 수 없어서 그에 관한 결정을 함께해줄 전문가를 필요로 했다. 모든 것을 포기하고 한약조차 쓸 수 없는 상황이니 가장 기본인 일상생활에서 바꾸고 지켜나가야 할 식생활 습관이 바탕이 될 수밖에 없었다. 그 과정에서, 인간이 가진 본래의 자연치유력으로 회복되는 현장을 지켜보게 되었다.

자연치유는 현대 과학에서 연구하고 논문 발표도 이루어지지만, 대중적으로 인정될 가능성이 앞으로도 현저히 낮은 영역이다. 생각해보라. 치료가 필요 없는 병원과, 약이 필요가 없다는 것을 인정할 제약회사가 어디 있겠는가. 하지만 전 세계적으로 많은 의료진과 과학자들이 일선 현장에서 경험하고 발견한 놀라운 사실들을 책으로, 심지어 직접 경험하고 환자들의 사례를 보다보니 자연치유를 믿게 되었다.

나는 한약 조제가 본업인 한약사임에도 한약조차 권하지 않는다. 약을 사용하기 이전에 식생활 습관의 변화만으로도 바뀔 수 있는 것을 알려주고자 책을 써왔고 강의를 해왔다. 만일 최소한 약을 먹고 싶다면 한약을 먼저 실천해보고, 양약을 쓸 수도 있다는 것을 한약사로서 처음 말한다. 현재는 까주스나 깨주스를 실천해도 불편함이 있고 큰 차도가 없는 경우, 가령 아토피는 가려움이나 발진으로 인한 고통이 크기 때문에 한약 복용을 함께하면 분명히 개선되므로 상담을 통해서 조제하고 있다.

기본적으로 한약사는 약사에 해당하므로 의료법이나 약사법상 진단이나 치료를 할 수가 없다. 다만 한방 분업의 미비점으로 인하여 상담을 통해 국가가 정한 한약 처방 내에서 직접적인 조제권을 갖는다. 일본이나 중국 같은 한방 문화권 나라에는 없는, 앞으로도 당분간 해결되지 않을 특이한 구조이긴 하다.

이번 책에서 임상 경험을 공유하는 것은 포기하지 않길 바라는 마음에서다. 진료가 아닌 상담을 통해 병원검사결과나 약 처방으로 진단하는 게 아니라 일상생활에서의 식생활 습관의 변화, 그리고 한약에 관한 상담이 기본임을 밝힌다. 궁극적으로는 환자가 이미 결정한 자연치유 방향에 대해 올바른 정보를 주고 그 결정에 조력하는 역할이기도 하다. 나 역시 보건 의료인으로서 법적인 책임에서 벗어날 수는 없기에 항상 모든 과정을 담당 주치의와 상의하라고 말할 수밖에 없다는 점도 밝힌다.

각 질환에 대한 설명과 함께 그에 따른 식생활 습관 방법을 소개할 터인데 그대로 따라 하라는 뜻보다는 이렇게 좋아진 사례도 있으니 한 번쯤은 내 인생과 내 몸에 대한 선택과 책임을 온전히 결정해보는 데 참고하라는 것이다.

현대 의학이 발달할수록 의사 역시 어려운 점 하나가 법적 책임을 지게 된다는 점인데, 수술이나 약물 부작용처럼 명확한 의료 과실로 인한 원인은 밝혀지지만, 만성질환의 경우는 그 누구도 책임을 대신 져줄 수 없다. 고혈압, 콜레스테롤, 당뇨, 갑상선기능저하증 등 만성질환 약을 억지로 먹이는 사람은 없기 때문이다. 문제는 장시간 복용한 약들의 부작용이 나타난 시점에서 원망할 대상은 결국 자기 자신이다.

모든 사례를 일반화할 수는 없으나 현대 의학을 이용하면서 자연치유의 원리를 함께 실천하면 좋은 결과가 나올 수 있다는 사례로 활용하길 당부한다. 지난 10여 년간 함께한 수천 명의 환자 중 특히 기억에 남는 경우들이다.

사례1 **수혈과 혈액투석을 중단하고 싶어 한 경우**

콩팥(신장) 기능을 잃어 수혈과 혈액투석을 20년 넘게 받은 60대 여성이었다. 갈수록 처방받는 약의 가짓수는 늘어 하루에 수십 종의 약을 먹고 있었다.

남은 삶이 얼마가 될지 모르지만 계속 이렇게 살고 싶지가 않아 상담을 신청했으며, 자연치유에 관해 공부를 많이 하고 온 상태였다. 이 말은 유제품이나 동물성 식품을 제한해야 한다는 설득을 굳이 하지 않아도 된다는 것을 뜻하기도 했다. 오랜 시간 함께한 주치의와도 논의했으며 구체적인 실천을 해나가면서 믿음과 확신을 얻기 위함이 컸다.

당뇨와 함께 콩팥질환도 일반적인 건강정보나 상식에 반하는 영역이다. 칼륨 수치를 높이는 채소를 먹지 말라고 하니 말이다. 콩팥이 회복하기 위해서는 칼륨이 필요한데도 말이다. 누차 강조하지만 콩팥이식처럼 장기이식수술과는 구분해야 한다.

콩팥의 손상 원인은 바이러스나 박테리아에 의한 감염을 제외하면 장기간 약물이나 음식에 의한 손상이 원인이다. 독성 중금속, 살충제, 제초제, 고단백질, 보충제 등을 콩팥이 해독하기 어려워졌다는 것은 간과 부신의 역할도 어렵다는 것이다.

이러한 접근 방식으로 기존에 따로 챙겨먹고 있던 영양제들부터 중단하게 하고, 여전히 끊지 못했던 커피도 완전히 끊도록 했다. 추가로 기본적인 식생활 패턴 속에서 깨주스를 조금씩 실천해가는 것을 권했다. 또한, 담당 주치의와 상의하며 혈액투석과 수혈은 계속 이루어졌다.

처음 3개월간은 하루 100ml의 깨주스만 마셨다. 이후 3개월은 하루 200ml를 두 번에 나누어서 마셨다. 6개월에 이르면서 각종 검사 수치를 확인했는데 큰 폭으로 떨어지지 않아 수혈과 혈액 투석 간격을 늘리기 시작하기로 했다. 7개월 차부터는 한 번에 200ml를 마시기 시작했고, 10개월 차부터는 하루에 400ml를 두 번에 나누어서 마셨다.

1년에 걸쳐서 콩팥 기능이 회복되는 것을 확인했다. 그리고 수혈은 더 이상 하지 않게 되었다. 2년 차부터는 하루 500ml를 두 번에 나누어서 마시기 시작했고, 3년 차에 이르러서는 드디어 혈액투석도 하지 않게 되었다.

그 과정에서 가장 큰 역할을 한 것은 환자 본인의 의지이고, 그 결정을 존중해주고 함께해준 주치의다. 나는 그저 환자의 실천과 경과를 들으며 함께한 게 다였다. 그런데도 환자는 70세를 맞이하며 감사 인사를 보냈다. 나에게는 한약을 쓰지 않고도 간과 콩팥이 회복될 수 있다는 것을 책이 아닌 현장에서 직접 경험하게 해준 구체적인 첫 사례라 더욱 기억에 남는다.

사례2 담낭과 맹장제거수술을 하지 않고 싶어 한 경우

50대 남성이 전화로 다급하게 상담을 청했다. 현재 입원 중인 병원에서 담낭제거와 맹장수술을 해야 할 상황인데 본인은 하지 않고 싶다는 거였다. 이와 관련해 본인이 복용하고 싶은 처방이 있는데 조제가 가능하냐는 것이었다.

이처럼 자연치유에 대해 상담하다 보면 참 난처한 경우가 많다. 환자와 상담했다가 이후 환자의 가족들로부터 자세하게 설명하라는 요구를 받기도 한다. 누군가에 의한 설득이 아닌 환자의 결정일 뿐인데도 말이다. 그래서 지금은 아예 전화 응대를 하지 않는다.

맹장수술 없이 극복한 사례를 책으로 본 적은 있었지만, 그 통증을 이겨내는 환자를 직접 볼 수 있을 걸로 생각하지 못했다. 결국 그분은 어느 정도 통증을 참을 만해지자 퇴원했고, 예방원을 방문했다. 이미 셀러리 주스 실천을 시작한 상태였다.

담석은 담낭에서 만들어지는데 담석의 구성성분은 간에서 나온다. 여러 독성물질이 간에 쌓이면서 담낭으로 전달해 배출시키려고 하는데, 그 과정에서 독소들이 뭉쳐 딱딱해진 형태가 된다. 콜레스테롤이나 빌리루빈(쓸개즙 색소를 이루는 등황색 또는 붉은 갈색의 물질)으로 그 구성성분을 보고 있다.

환자는 복통이 느껴지면서 검사를 했고, 그 결과 담석과 맹장 끝에 있는 충수돌기에 염증이 발견되었다. 소장에서 대장으로 향하는 곳인 막창자의 닫힌 끝부분에 약 10cm 정도 뻗은 충수돌기는 독소를 걸러주는 필터 역할을 한다. 그만큼 간과 콩팥 모두 독소배출에 어려움이 생긴 상태를 뜻했고, 환자는 담낭과 충수돌기를 제거하지 않고 회복하는 방법을 택했다.

해당 병원에서는 당연히 이해하지 못했으며 모든 책임은 환자 본인에게 있다는 동의서를 받고 퇴원시켰다.

지금도 함께 온 아내의 표정을 잊을 수가 없다. 남편을 이해해주는 나 같은 사람이 있다는 사실과 다시 남편이 쓰러져 죽기라도 하면 어쩌나 하는 걱정으로 가득 차 있었다. 보호자의 심정도 충분히 이해된다.

환자는 술, 담배, 고기, 커피 등 몸에 좋지 않은 것들은 모두 제한하고 2주 정도 셀러리주스를 하루에 1L씩 마셨다. 채소·과일식을 하면서 부족할지도 모를 부분들을 보완하기 위해 환자는 면역력을 개선해주는 보중익기탕과 간과 콩팥에 회복이 될 팔미지황환 조제를 원했다.

한 달 만에 다시 받은 검사에서는 염증 수치가 현저히 떨어졌고, 담석으로 인한 통증도 더는 없었다. 3개월 뒤에는 담석이 없어졌다는 소식을 전해왔다. 그때 환자가 읽었다는 책의 제목을 들었는데 안드레아스 모리츠의 『의사들도 모르는 기적의 간 청소』(에디터, 2015)

였다. 책을 통해 본 내용을 급박한 상황에 적용하고, 흔들림 없이 실천했다는 게 대단하게 느껴졌다.

여전히 담석증이나 충수염은 수술을 적극적으로 권하는 경우가 많다. 담석은 그나마 증상에 따라 관찰하는 쪽으로도 안내되고 있기는 하다.

이 환자의 사례를 통해 담석은 분명 자연 배출과 제거가 가능하다는 걸 배웠다. 또한 응급상황으로 판단하는 상황에서도 수술을 결정하는 건 내 몸이자 내 인생의 주인인 자신이라는 점을 크게 깨닫는 소중한 임상 경험이었다.

사례3 **난임의 경우**

의학기술의 발달로 많은 부부에게 희망과 기쁨, 때로는 슬픔을 주는 영역이 난임치료다. 뾰족한 대안이 없기에 한방이나 자연치유에 관한 공부가 실전에서 이루어지고 있기도 하다.

미디어에서는 가끔 연예인 부부가 유명한 난임 한의원을 찾는 장면이 나오기도 한다. 몇 년간 임신이 되지 않다가 한약 복용 한 달 만에 임신했다는 얘기들은 무엇이 과학적이고 비과학적인지 그 구분을 모호하게 한다. 『채소·과일식』에서도 임신과 출산을 위한 꼭지를 쓸 만큼 까주스와 깨주스가 가장 필요하고 그 효과를 볼 수 있는 게 임신이다. 이는 단순히 아내만 실천해서는 안 되고 반드시 남편도 함께해야 한다. 난임의 경우, 부부 상담으로 하면 더욱 좋은 이유다.

함께 방문한 30대 중반의 부부는 결혼 8년 차였다. 10여 차례가 넘는 시험관 시술과 두 번의 유산으로 더욱 큰 상처가 자리 잡고 있었다. 마지막 도전을 앞두고 몸을 만들고자 처음으로 보약을 먹어보고 싶어 방문했다고 한다.

가장 큰 문제는 아내는 커피를, 남편은 술을 여전히 마시고 있는 점이었다. 일선 현장에서는 의외로 이런 경우가 많다. 병원에서 못 들었다고 하지만 뭐든지 기본적인 상식을 실천하는 것이 먼저다. 착상하려면 몸을 산성화하는 커피부터 끊어야 한다는 점과 착상 후 건강한 아기로 크기 위해서는 정자가 중요한데 술은 이를 방해한다는 점을 안내했다.

이와 함께 『채소·과일식』을 읽고 그와 관련한 내용을 실천하기를 권했다. 한약은 한 달만 복용했다. 이후에는 까주스와 깨주스를 매일 하루 500ml씩 먹도록 안내했다. 3개월 후에 시험관 시술이 성공했다는 소식을 전해왔고, 한참이 흐른 뒤에 산후 보약을 조제하러 어여쁜 아이를 안고 부부가 함께 다시 방문했다.

이때까지만 해도 나 역시 임신과 출산까지 모든 것이 복합적으로 작용했겠다고 생각했으나, 2년 뒤 둘째의 자연임신 소식을 전해듣고 다시 한 번 확신하게 되었다. 출산을 계기로 더욱 건강관리를 잘 해나갔으며 그 중에서도 착즙주스를 매일 먹는 습관을 항상 실천했다는 걸 듣고 말이다.

이 부부의 경우는 어린 자녀들의 감기약을 한약 제제로 먹이며 키우는 모습을 지켜보면서 한약사로서 보람을 느끼게 한 사례이기도 하다.

사례4 가장 자연치유가 많은 암과 당뇨의 경우

예방원을 방문한 환자 중 절대 심각하게 상담하지 않는 경우가 암환자다. 암환자들 역시 처음에는 심각하고 어두운 표정으로 오지만, 1시간여의 상담 동안 많이 웃고 돌아갈 때는 밝은 표정으로 간다. 그만큼 암은 무섭거나 두려운 병이 아니기 때문이다. 가장 큰 이유는 당장 죽을 염려는 안 해도 되며, 최소한 지난 5년 이상은 별다른 사건과 사고 없이 잘 살아왔기 때문이다.

환자들이 오면 먼저 크고 작은 수술과 항암, 그리고 이미 여러 자연치유를 해온 이야기를 듣는다. 가령 커피를 이용한 관장(나는 커피 관장처럼 복잡한 방법은 권하지 않는 편이다)이나 온열치료 등이다. 그 얘기를 듣다보면 그 안에서 이미 환자가 원하는 방향과 해결책이 들어있기 때문이다.

암은 그 어떤 질환보다 환자의 마음가짐이 절대적이다. 긍정적인 생각을 가지면 가진 만큼 몸의 예후가 달라진다. 이것은 현대 과학에서도 밝혀지고 있고 인정할 수밖에 없다. 왜냐하면 암은 발병률과 생존율 모두 함께 높아지고 있는 모순적 상황에 접어들었고, 그 원인 중 가장 큰 변수는 암을 대하는 환자의 태도라는 걸 부인할 수가 없기 때문이다.

물론 여전히 자연치유 요법에 대해서는 두려울 수 있다. 어찌 보면 당연하다. 하지만 지난 10여 년간 공부와 임상 경험을 통해 내가 내린 결론은 최소한 나는 병원에서 암 진단을 받을 생각이 없다는 점이다. 일단 살아생전 암에 걸릴 일이 없다는 믿음도 강하다. 나도 모르게 암에 걸렸더라도 자연사하다가 갈 거라는 믿음도 굳게 갖고 있다.

특정인의 사례를 보고 암에 대한 공포나 불안 속에 살기는 우리 인생이 너무나 소중하다. 이번 부록 편에 실은 예방원 카페 회원 사례에도 있듯이 예방원 카페에서 채소·과일식, 그중에서도 까주스와 깨주스를 꾸준히 실천하는 분들 대부분이 암환자와 당뇨 환자다.

당뇨 환자는 수십 년간 당뇨약을 먹다가 더 이상 인슐

린 주사도 듣지 않는 상태에서 찾아오는 경우가 많다.

이번 책에서는 전반적으로 주스에 대한 믿음을 방해하는 혈당 부분에 대해 자세히 언급했으니, 당뇨 환자의 사례는 특별히 들지 않겠다. 당뇨만큼 현대 의학이 주는 건강정보나 상식이라고 생각하는 부분이 통하지 않는 질환도 없다. 병원에서 안내하는 정보에 벗어나는 극소수 예외적인 경우라기에는 약물을 끊고 나서 좋아지는 사례가 너무나 많다.

당뇨나 암을 음식으로 완치할 수 있는 유일한 방법은 현재까지는 자연에서 온 주스가 가장 강력하다. 약물처럼 심각한 부작용이 없으니 먼저 해보고 안 될 때 약물이나 수술 요법을 써도 절대 늦지 않다.

이미 자궁 적출 등 여러 수술을 받고 난 후에도 회복되지 않다가 까주스와 깨주스를 통해 회복하는 경우가 있다는 것은 기적이 아니다. 특히나 갑상선암이나 전립선암처럼 비교적 간단하다는 이유로 수술하기에는 수술은 한 번 하면 돌이킬 수 없다.

암수술은 장기이식이라는 경이로우면서 생명을 연장

하는 수술 기술과 분명 구분되어야 한다. 당뇨 역시 약물에만 의존했을 때 결과는 이미 눈이 멀고 합병증으로 중환자실에 입원하게 된다. 시작은 항암의 부작용이나 당뇨였지만, 최종은 폐렴이나 패혈증으로 삶을 마감하게 되는 것이다.

여기에 소개한 4가지 사례 외에도 갑상선기능저하증, 류머티즘, 자가면역질환, 고혈압, 고지혈증에 관한 약을 끊어내고 정상 수치를 유지하며 자유롭게 사는 분들이 너무나 많다. 대다수는 몸에서 벗어나는 순간 병원조차 가지 않으니 그 예후나 결과에 대한 통계 자료가 없는 게 당연하다.

더 이상 혈압약을 먹다 안 먹으면 뇌졸중이나 뇌경색 또는 심장마비로 죽는 건 아닐까 하는 공포심으로 살아가지 말고, 충분히 약을 끊을 수 있도록 해주는 의사를 찾아 주치의로 삼고 식생활 습관 개선을 통해 남은 삶은 약물에 끌려다니지 않길 바란다.

국가 역시 이러한 약물 부작용을 예방하고자 '다제약물 관리사업'을 시행 중이다. 국민건강보험공단과 대한약사회가 함께 평소 열 개 이상의 처방 약물을 복용하는 환자를 대상으로 총 네 차례에 걸쳐 무료로 상담을 진행하고 있으니 충분히 활용해 볼 필요가 있다.[*]

---

[*] 국민건강보험공단, "올바른 약물 복용을 위한 첫걸음, 다제 약물 관리 사업", 2025. 04, https://tv.naver.com/v/75389335

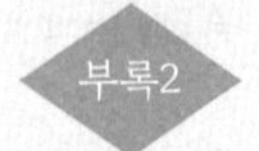

1,000일간의
실천 사례

앞선 5장의 2주 실천법 핵심의 또 다른 중요한 메시지는 포기하지 않는 것이다. 까주스, 깨주스, 레몬수를 언제까지 먹어야 증상이나 질병이 없어질까 하는 생각이 들 수 있다. 개인마다 처한 상황이 다 다르기 때문이다. 특히 암환자나 혈액투석 환자 등 특정 질환의 경우 마음이 더 조급해지는 순간이 올 것이다. 때로는 컨디션이 좋았다가 좋지 않은 날도 있다. 병원 검사에서 수치가 좋지 않은 이유가 주스 탓으로 여기게 하는 정보를 접하는 순간도 분명 있을 것이다. 2주 안에 느꼈던 드라마틱한 개선 이후 큰 변화가 없게 느껴지더라도 100일, 1,000일을 목표로 실천해나가기를 바란다. 1년 동안 큰 변화를 느끼지 못하다가 어느 날부터 좋아지는 경우도 있다. 이 경우는 복합적인 환경 때문이다.

여러분이 포기하지 않고 실천하기를 바라는 마음에 부록편에서는 예방원 카페를 만든 이후 1,000일간 매일 실천 글을 올려준 분들의 사례를 공유한다. 글을 올리지 않더라도 매일 잘 실천하는 분들도 많이 있지만, 눈으로 직접 보면 믿음이 더 생기는 게 사람 마음이기도 하다.

채소·과일식뿐 아니라 무언가 결과를 얻기 위해서는 3년을 뛰어넘어 10년이 넘는 시간이 걸리기도 한다. 이번에 모아놓은 여러 상황을 보며 용기를 내기 바란다. 그리고 카페에 매일 올라오는 실천 사진을 보면서 하나씩 실천해보길 바란다. 3년이 지난 순간, 여러분도 완전치유를 경험하는 주인공이 될 것이다.

여기서 말하고 싶은 것은 사례자 모두 1,000일이라는 시간 동안 매일 좋은 컨디션만을 유지할 수는 없었다는 것이다. 다만, 컨디션이 좋지 않은 이유가 채소·과일식이나 까주스, 깨주스 때문이 아니라 몸이 회복과정에 있다는 원리를 깨닫고 계속 실천해왔다. 또한 그동안 없던 두통이나 변비가 생기거나 간혹 갈증, 구토나 메스꺼움, 미각이나 입맛이 이상함을 느끼는 날도 있을 것이다. 더 나아가 기분이 우울하거나 쳐지는 순간도 있을 수 있다. 개인마다 몸의 상태가 모두 다르므로 몸의 변화 중에 생기는 자연스러움으로 생각하자.

무엇보다 원인을 찾고자 끊임없이 검사하고 수치에 끌려다니며 살기보다는 이 모든 것을 우리 삶의 일부로 생각하며 살자. 완벽하게 매일 똑같은 컨디션을 유지하고 더 좋아지기만을 바라는 것이 욕심이라는 것을 깨닫는 순간 삶이 더 편해진다. 수치에 일희일비하지 않으며 내 몸에 대한 집착과 욕심을 비우면 삶을 바라보고 대하는 태도 또한 달라진다. 반드시 채식주의자나 비건이 되라는 뜻이 아니다. 우리에겐 강력한 7대 3 법칙이 있기에 스스로 조절만 잘 해나가면 아무 문제가 없다.

이런 이유로 채소·과일식은 수행이자 마음공부라고 한다. 인생 자체가 고달프지만 그냥 사는 것처럼 채소·과일식도 그냥 하면 된다. 나의 작은 실천이 쌓여 내 몸과 마음을 살리고 궁극적으로 지구까지 살리는 선한 영향력도 가져온다. 그 길이 절대 쉽지만은 않기에 혼자가 아닌 함께 해나가는 것이다. 당신은 더 이상 혼자가 아니니 외로운 그 길을 힘들어하거나 버거워하기 전에 다른 이들도 나와 마찬가지라는 연대와 유대감으로 함께 이겨내길 진심으로 바란다. 당신은 존재 자체만으로도 이미 우주에서 가장 빛나고 있다는 걸 기억하자. 동시에 그 의미를 온전히 이해할 때 완벽하게 하려는 부담에서 벗어나 힘 빼고 편하게 지낼 수 있다.

자신을 믿고 그 믿음을 바탕으로 주위에 사랑을 나누며 살 때 우리는 가장 행복할 수 있다. 늘 함께 실천하고 전파하며 나눔의 삶을 함께 해준 예방원 식구들과 독자들께 감사와 존경, 그리고 사랑을 전한다.

사례1 1,000일을 넘어 1만 일을 향하는 행복한 여정

강다회(여성, 46세)

채소·과일식을 실천한 지 1,000일을 훌쩍 넘겼고, 지금은 1,282일째 실천 중입니다. 시간이 참 빠르게 흘렀어요. 저는 지금도 특별한 각오나 목표 없이 그냥 채소·과일식을 합니다. 이유를 붙이자면 오히려 어색할 만큼, 이제는 숨 쉬는 것처럼 자연스러운 생활이 되었죠.

세 번의 출산을 거치며 체중은 80kg까지 늘었고, 이후 저탄고지 다이어트를 통해 44kg까지 감량했습니다. 하지만 체중이 줄었다고 해서 몸이 회복된 것은 아니었어요. 건강검진 결과는 좋지 않았고, 오히려 '무엇이 문제일까?' 하는 회의감이 남았습니다. 하루 3시간씩 운동하고 늘 소식하며 유지하던 체중은 폭식을 반복하며 다시 늘어났고, 이 생활을 평생 지속할 수 있을지 스스로 확신이 없었습니다.

그때 조승우 원장님의 채소·과일식을 알게 되었습니다. 배부르게 먹으면서도 몸이 회복될 수 있다는 설명은 당시의 저에게 하나의 가능성처럼 느껴졌고, 그래서 그대로 시작했죠. 달콤한 과일과 신선한 채소를 원하는 만큼 먹으며 처음으로 식사에 대한 만족감을 느꼈어요. 중간에 일반식의 유혹도 있었지만, '7대 3의 법칙'은 다시 실천으로 돌아올 기준이 되어주었죠.

실천하고 약 450일이 지나면서 폭식은 자연스럽게 사라졌고, 채소·과일식은 어느새 제 일상이 되었습니다. 지금은 운동도 과하게 하지 않아요. 하루 30~40분 걷는 정도로 충분합니다. 체중 역시 45~47kg에서 안정적으로 유지되고 있습니다. 채소·과일식을 하며 몸이 스스로 회복한다는 느낌을 여러 부분에서 확인할 수 있었어요.

혈당과 콜레스테롤 수치가 높아 약을 먹던 시기가 있었지만, 채소·과일식을 실천하며 1,000일이 넘는 시간 동안 약 없이 생활하고 있습니다. 특히 저탄고지를 해도 꿈쩍도 하지 않던 당화혈색소 수치가 정상 범위로 내려온 것은 너무나 의미있는 변화였죠. 식습관이 바뀌면서 자연스럽게 따라온 변화였기 때문입니다.

특히 40대 초반에 뇌경색 증상으로 응급실에 실려 갔던 남편 역시 채소·과일식에 대한 믿음 덕분으로 응급 조치 이후 어떠한 약 복용 없이 지내고 있습니다. 남편은 기존에 먹던 당뇨약에서도 벗어나면서 모든 게 너무나 신기하다고 합니다. 주변 사람들이 건강 방송 프로그램에서는 혈당 스파이크로 과일이나 특히 주스를 못 먹게 하는데 정말 괜찮은 거냐며 의아해한다고 하더라고요. 오랜 시간 채소·과일식에 대해, 특히 주스 섭취에 대해 믿음을 전파한 원장님은 얼마나 고충이 많았을까 새삼 공감합니다.

채소·과일식은 억지로 참게 만드는 방식이 아니라 자기 자신을 돌아보게 합니다. 조승우 원장님이 항상 강조하는 "채소·과일식은 마음 수행입니다. 그냥 사는 것이고, 그냥 하는 것입니다."라는 말은 지금의 저에게는 일상의 언어처럼 느껴집니다. 지금도 저는 오늘 할 수 있는 만큼 실천하고, 내 몸이 보내는 신호에 따라 그날의 선택을 이어가고 있습니다. "채소·과일식이야말로 유일하게 몸이 반응하는 대로 조절하면 되는 음식"이라는 원장님의 말을 그야말로 체감하고 있죠. 3년이 지나서 10년이 되었을 때 모든 면에서 완전히 편안해질 거라는 말씀에도 공감하며, 그때 편안해질 거 지금부터 편안하게 지내자는 생각으로 지냅니다.

채소·과일식은 제 삶을 크게 바꿔놓았고, 삶의 방향성 또한 제시해주었어요. 그래서 앞으로도 잘 해보겠다는 마음보다는 이 흐름이 자연스럽게 이어지기를 바라며 계속 채소·과일식을 할 생각입니다. 저처럼 완벽하지 않아도 괜찮으니 가능한 만큼부터 천천히 부담 없이 실천해나가는 게 어떨까요? 공포, 불안, 두려움에서 벗어나 우리 함께 "나는 지금 건강합니다!"라고 같이 외치기를 권합니다.

사례2 콩팥(신장) 질환을 채소·과일식으로 극복하다

김경희(여성, 62세)

나는 2015년을 아직도 또렷하게 기억한다. 체온계 눈금이 40도에 가까워지던 날 근처 병원에 입원했지만 열은 쉽게 내려가지 않았다. 결국 구급차를 타고 병원으로 옮겨졌다. 굵은 주삿바늘로 피를 뽑고 또 뽑는 동안 검사는 반복되었고, 마침내 고열의 이유가 밝혀졌다. 급성신장농양이었다. 입원은 20일이나 이어졌다. 농양에 맞는 항생제를 찾는 데 시간이 걸렸고 퇴원 후에도 반년 가까이 약을 먹으며 지내야 했다. 그 모든 과정의 끝에서 의사 선생님은 담담하게 말했다. "오른쪽 신장은 이제 기능하지 못합니다. 앞으로는 한쪽 신장으로 생활하셔야 합니다."

그날 이후 나는 많이 조심스러워졌다. 잎채소와 껍질

째 먹는 과일은 칼륨이 많다기에 피하게 되었고, 잡곡 밥과 씨앗류도 자연스레 멀리했다. 짠 음식과 매운 음식도 걱정하면서 먹게 되었고, 신장이 하나뿐인 사람이라는 생각이 늘 앞서서 무리하지 않는 것이 곧 나를 지키는 일이라 믿었다. 그러던 중, 우연히 조승우 원장님의 유튜브 영상을 보게 되었다. 거룩한 분노를 품은 듯한 말투가 이상하게도 마음에 남았다. "채소와 과일을 안 먹으면, 도대체 뭘 먹으라는 겁니까." 그 한 문장이 머릿속을 오래 맴돌았다.

그날 이후 나는 원장님이 출연한 강연 영상을 찾아보기 시작했고, 그가 말하는 삶의 태도와 식사의 방향을 조심스럽게 따라 해보았다. 상추 한 장, 과일 한 조각을 먹을 때마다 죄책감을 느끼던 내가, 그동안 너무 겁에만 매달려 있었던 건 아닌지 자신에게 묻게 되었다. 예방원을 만나고, 카페에 글을 올리기 시작한 지도 어느덧 1,000일을 넘겼다.

그 시간 동안 내 몸은 솔직했다. 더 가벼워졌고, 더 편안해졌으며, 무엇보다 스스로 느끼기에 분명히 건강해지고 있다. 나는 여전히 한쪽 신장으로 살아간다. 하지만 이제는 카페 식구들과 소통하며 배우고 칭찬하며 살아있는 음식을 골라 먹으며 살아간다.

아래는 예방원 카페에 1,000일을 기념하며 쓴 글이다.

"1,000일을 이어오며 내 안에 이런 끈기가 있었다는 것이 스스로도 참 신기합니다. 그래요, 저는 분명 끈기 있는 사람입니다. 그래도 문득 생각해봅니다. 카페 활동을 하다보면 1시간 넘게 핸드폰을 들여다보고 있을 때가 많아요. '꼭 이렇게까지 해야 하나, 그냥 나만 조용히 채소·과일식을 하면 되잖아.' 이런 생각이 스칠 때도 있었습니다. 그럴 때마다 몸이 먼저 대답해줍니다. '그래, 이 길이 맞아.' 그래서 저는 오늘도 멈추지 않습니다. 처음 카페 문을 열었을 때는 무엇을, 어떻게 해야 할지 몰랐습니다. 오늘은 1,000일, 그러나 이것이 끝이 아닙니다. 제가 살아있는 한, 아침 채소·과일식은 기필코 이어가겠습니다."

사례3 **암이 더 이상 두렵지 않습니다!**

강지미(여성, 52세)

2022년 5월, 국가건강검진 결과 유방암이라고 진단받았습니다. 그 순간 아무런 생각이 없었고, 나에게 왜 이런 일이 생기는지 야속할 따름이었습니다. 이후 수술, 항암, 방사선 치료가 이어졌습니다. 유방암 1기에 림프절 전이가 없다는 게 정말 다행이었으나 치료 기간 중 머리가 빠지고 온몸에 통증을 느끼며, 불면증이 생겨 표적 치료를 이어가던 중 『건강과 다이어트를 동시에 잡는 7대 3의 법칙 채소·과일식』이라는 한 권의 책이 찾아왔습니다.

9년 전 암으로 먼저 떠난 남편 때문에 '암'이라는 단어 자체도 듣고 싶지 않았던 나에겐 살아간다는 건 평범할 것 같지만 매우 절실한 상황이었습니다. 그러나 긍정적인 성격인 나에게는 이겨낼 무엇인가가 생긴 것 같았습니다.

건강한 사람 몸에서도 암세포는 하루에 수천 개씩 생겼다가 사라지기를 반복한다. 자연사한 몸에서 암세포와 혈관질환이 나오는 것은 자연의 섭리다. 현재의 치료 방법은 암이나 심장질환을 완치도 예방할 수 없다. 잘못된 음식 습관은 그대로 두기 때문이다. 통합 치료가 나오기 시작한 이유다. 채소·과일로 독소를 배출하고 좋은 에너지를 만들어주는 것이 중요하다.

— 조승우, 『건강과 다이어트를 동시에 잡는

7대 3의 법칙 채소·과일식』, 31쪽

그렇게 시작한 채소·과일식은 이렇습니다. 처음 한 달가량은 빵과 커피, 치즈 등으로 먹었던 예전의 아침과 달리 살아있는 채소와 과일을 중심으로 먹어 보았습니다. 또한 가공식품과 커피는 과감히 끊어버렸죠. 그랬더니 한 달 만에 허리둘레가 1인치가 줄어들었습니다.

둘째 달부터 아침과 저녁을 채소·과일식으로 바꾸고 좀 더 건강한 음식으로 식단을 교체하였습니다. 1년이 지났을 때 무려 10kg의 체중이 감소했고, 3개월에 한 번씩 검진받았던 병원 진료는 3년 6개월이 지난 지금은 1년에 한 번씩 전이나 재발 없이 건강하게 살고 있습니다.

2023년부터 마신 까주스는 소화를 잘 시키고 배출을 도와줘 속을 편하게 해주기에 충분합니다. 지금까지도 이주일마다 한 번씩 착즙하여 마시는데, 이젠 내 몸이 살아있는 음식과 죽은 음식을 완벽하게 알아차리는 듯합니다.

어쩌다 바깥 음식, 특히 중국 음식이나 달콤한 케이크를 먹을 때면 온몸이 가렵고 붉은 반점이 생기는데, 이틀 정도 까주스와 채소·과일을 먹으면 어느덧 붉은 반점과 가려움은 사라졌죠. 이렇듯 인간의 몸은 가공되지 않는 순수한 채소와 과일을 잘 받아들이는 것을 몸소 체험했습니다.

가끔 채소·과일식이 지겨울 땐 조승우 원장님의 『채소·과일식 레시피』(서사원, 2025)를 이용해서 색다른 요리를 만들어서 먹어보기도 하고, 또 다른 유튜브 영상이나 좋아하는 요리 관련 영상을 보면서 나만의 한 상을 차려보는 재미도 느끼고 있습니다.

매일 아침 음양탕 한잔으로 시작하며, 까주스와 깨주스, 또는 갈아서 마시는 스무디를 번갈아가며 먹고, 이후엔 국내산 유기농 레몬을 착즙하여 얼음 큐브로 만들어서 간편하게 따뜻한 물에 한 알씩 타서 먹으니, 피부도 뽀애지고 배출까지 잘 이루어지고 있습니다.

아침에 일어나 모닝커피 대신 레몬수를 마시는 것은, 술과 시끄러운 음악 속 클럽에서 밤새워 놀다가, 아침에 쇼팽을 듣는 것처럼 몸과 영혼을 깨울 것이라고 확신한다.

— 조승우, 『완전 배출』, 254쪽

1,000일을 지나면서 조금은 지쳐서 포기하고 싶은 때도 있었지만, 그때마다 예방원 식구들의 응원으로, 그리고 모두와 함께함에 힘이 솟으며 매일을 살아가고 있습니다.

암환우로 살아온 지 올해 5월이면 4년에 접어들지만 암수술을 하기 전보다 더 활기찬 생활과 가벼운 몸, 긍정적인 마음가짐으로 살아가는 지금의 나에게 그동안 수고했다고 말해주고 싶습니다. 앞으로 펼쳐질 수많은 날에도 건강한 나의 식습관을 통해 주위 사람들에게 모범이 되며, 더욱 행복한 미래가 펼쳐지리라 믿어 봅니다. 의심하지 말고, 한 번 해보세요! 분명히 나의 일상은 달라질 것입니다.

사례4 **마음의 평온까지 갖게 해준 채소과일식**

김현숙(여성, 58세)

저는 40대까지 특별히 아프거나 병원에 가본 적 없이 건강하게 지냈어요. 완경 후 서서히 살이 찌고 피로감을 느끼고, 두통, 요통, 안구건조증이 나타났습니다. 건강검진에서도 모든 수치가 나빠지기 시작했죠. 병원에서는 호르몬 약까지 먹어야만 한다고 했기에 더욱 겁이 나고 당황했습니다. 가장 먼저 살을 빼야 한다고 느꼈던 그때, 조승우 원장님의 『건강과 다이어트를 동시에 잡는 7대 3의 법칙 채소·과일식』이란 책과 영상을 만나며 채소·과일식을 시작했어요.

아침에 일어나면 음양탕, 레몬수로 시작하고 호흡, 명상, 스트레칭을 해요. 까주스와 채소·과일로 아침을 먹고, 채소·과일 도시락을 준비하죠. 저녁 식후엔 30분 이상 산책하고 커피도 끊었어요. 특히 까주스는 착즙이라 마시기 편하고 소화와 흡수가 빨라 장 건강을 도와줬습니다. 외식한 다음 날도 까주스만 있으면 해독될 정도입니다. 우리 집은 온 가족이 마시고 있어요. 까주스에 셀러리랑 케일을 넣고 싶어 고민할 때는 몸과 마음을 깨우는 깨주스를 알려주셨어요. 셀러리와 케일의 쓴맛을 사과가 잡아주어 마시기 편하죠.

꾸준히 실천하니 1,000일을 넘었네요. 많은 게 달라졌어요. 제일 큰 변화는 잠이 많아 혼자서는 일어나지 못했던 내가 채소·과일식 후 아침 5시면 알람 없이 일어나요. 일하다 피곤할 때도 5분 정도 눈 감고 있으면 피로가 풀리죠. 물론 잠도 잘 자요. 밤 10시면 잠들어요. 불면증 없어요.

체중은 총 12kg 감량했고요. 몸이 가벼워지고 자신감도 생겼어요. 매사에 활력이 넘쳐요. 두통, 요통, 어깨

결림, 안구건조증이 없어져 채소·과일식을 하는 3년간 약은 한 번도 안 먹었어요. 감기증상이 나타나다가도 까주스와 채소·과일로 집중해 주면 하루이틀에 낫습니다.

체중 감량을 목표로 시작한 채소·과일식은 물론 감량도 했지만, 마음 수양과 생활 전반에 도움이 되었습니다. 치매 걸린 어머니를 집에서 모시는 일도 조금 수월했고요. (10년간 아팠던 어머니는 작년 6월에 돌아가셨어요.) 짜증과 스트레스가 줄고 말투도 부드러워지고 긍정적으로 모든 걸 생각하게 되었어요.

채소·과일식을 시작한 건 나에게 행운이에요. 앞으로도 꾸준히 채소·과일식을 유지할 겁니다. 저에게 새로운 길을 열어준 조승우 원장님께 진짜 감사합니다. 같이 채소·과일식 공유하고 응원해주는 까페 예방원 식구들 사랑해요. "오늘도 그냥 채소·과일식"을 외치며 글을 마무리합니다.

사례5 우리 가족의 평생 수호신 채소·과일식

조순영(여성, 45세)

안녕하세요, 2020년생 외동딸을 키우고 있는 엄마입니다. 신랑의 장이 과민성이라 해독주스를 생과일 조금에 익힌 채소 많이 갈아서 몇 달 해주던 어느 날 우연히 유튜브로 조승우 한약사님 영상을 보게 되었고, 정말 망치로 머리를 한 대 딱 맞은 기분이었어요. 익히지 않고 생으로 채소·과일을 먹으면 질병을 고치고 정상 체중으로 돌아간다니, 그리고 배출, 섭취, 동화 주기가 따로 있다니, 40년 넘은 저의 식습관을 일단 깨고, 한번 실천해보기로 했어요. 저는 뭐든 제가 직접 보고, 실제로 해봐야 믿음이 가고 직성이 풀리거든요.

일단 아침에 미지근한 음양탕을 마시고 레몬을 우린 따듯한 차를 세 돌 된 아기랑 같이 시작했어요. 신랑은 까주스 재료를 믹서기에 갈아서 출근길에 싸줬고요, 아기도 아침은 음양탕, 레몬수를 저랑 마신 뒤 바나나를 추가한 까주스를 마셨어요. 과일 비율을 높여서 맛있게 만들어서 먹였습니다. 그렇지만 늘 아침에 밥, 국,

반찬 식단으로 주변 보통 엄마들이 그렇듯 가끔 빵이나 시리얼을 주면서 아기 아침밥을 3년 넘게 해오던지라 아기는 배고파해서 과일을 추가로 줬어요.

저는 반년 정도는 점심 12시까지 독소배출 주기를 지키려고 물, 차, 즙 등을 마시며 오전 공복을 유지하려고 꾹 참았습니다. 점심식사 전 채소·과일식을 먹고 1시간 뒤 원래 먹던 대로 식사를 점심과 저녁에 먹었으며, 다만 배달 음식, 인스턴트, 고기를 일주일에 한두 번으로 줄이기 시작했고, 현미밥에 채소 샐러드랑 나물 위주의 자연식물식을 시작했습니다.

아침 공복보다 밤 10시 이후 야식 배고픔을 참는 게 가장 힘들었는데, 두세 달 지나니 저절로 습관이 돼서 밤에 크게 힘들지 않았고, 가짜 허기도 금세 사라지더라고요.

채소·과일식을 시작 후 반년이 지나고 놀랍게도 출산 후 몇 년간 꿈쩍도 하지 않던 배가 스무 살 때보다 더 쏙 들어가고 키 152cm에 몸무게 48kg에서 10kg을 감량해서 38kg이 되었습니다. 몸안의 독소배출이 되느라 첨에 명현 현상으로 심한 가래, 기침 등이 있었는데 그 후 평생 달고 산 비염이 신기하게도 싹 고쳐지고 일 년에 몇 번씩 걸리던 방광염도 사라졌습니다. 늘 육아에 지치고 힘들었는데 소화가 잘되니 에너지가 넘쳤고요. 화장 안 한 맨얼굴도 나름 괜찮을 만큼 칙칙했던 얼굴빛도 환해졌습니다.

착즙을 선택한 것은 결국 제 인생에서 가장 탁월한 선택이었습니다. 저도 아침에 물 종류만 마시고 공복 유지했는데 까주스를 추가로 매일 마시기 시작했고요. 채소·과일식 해온 지 2년 만에 셀러리주스도 도전하게 되었고, 아기도 까주스와 깨주스를 섞어서 아침마다 먹여왔습니다.

원장님의 기본 레시피인 사과, 당근, 양배추나, 사과, 케일, 셀러리 재료 외에도 저는 제철 과일인 수박, 참외, 배, 귤, 파인애플 등을 착즙주스 만들 때 곁들였고, 비트나 콜라비도 즐겨넣었습니다. 오이나 파프리카 등의 채소 착즙주스도 오후나 저녁식사에 추가로 챙기기도 했고요.

만성질환은 채소·과일식 3년 정도를 바라본다고 조승우 원장님이 말하셨는데 역시나 1,000일이라는 시간이 지나니 아기도 드디어 아토피 완치의 희망이 보였어요. 예전에는 아토피 알레르기나 습진이 종종 올라왔는데 이제는 일반 간식을 먹고 나서, 가끔 간지럽다고 긁거나 가끔 뾰루지 정도만 나고 습진은 한 번도 올라온 적이 없을 정도로 피부가 아주 좋아졌습니다. 이제 초등학교 올라가기 전까지 좀 더 면역력을 키우기 위해 주중 저녁에는 되도록 자연식물식을 하고 주말에는 열심히 채소·과일식으로 관리해주고 있어요

저도 이 세상에서 가장 좋은 것만 자식에게 해주고 싶은 평범한 엄마입니다. 이제 바나나랑 귤 등 그냥 과일 꺼내주는 거랑, 특별한 조리법 없이 쪄서주는 구황 작물이 세상에서 제일 편한 간식으로 최고의 치트 키가 되었습니다. 육아랑 살림이 이보다 편할 수 없습니다. 건강에도 영양도 모두 만점인데 요리법과 설거지까지 너무 편하니, 속는 셈 치고 인생에서 한 번쯤 시도해 볼 만한 가치가 충분히 있는 것 같습니다.

채소·과일식을 실천하는 3년간 저는 병원에서 평생 잘 낫지 않는다는 만성질환을 모두 고쳤고, 아직 어디 가서 먹는 거라면 뒤지지 않는 대식가라 지금도 주중 낮에는 과식을 많이 하기도 하지만, 뱃살이 거의 나오지 않아 몸매도 살아생전 가장 마음에 드는 상태로 큰 수고나 힘듦 없이 계속 유지 중이라 너무 행복합니다.

아이도 아토피나 변비가 너무 좋아졌고, 무엇보다도 병원이나 약국에 갈 일이 없으니 그게 진짜 제일 행복합니다. 이제 일 년에 한 번 어쩌다 크게 아플 때 고열이 나서 귀까지 빨개져서 힘없이 누워있으면 레몬수랑 착즙주스를 먹이고, 과일 갈아서 미음 만들어서 먹이면서 온종일 푹 쉬게 합니다. 그러면 늦잠을 자거나 낮잠 재운 날에도 밤잠을 잘 자고 금방 씻은 듯이 나아요.

주변에 키 작은 아이들 어머님께서 우리 딸 보고 밥 잘 먹느냐고, 그래서 잘 큰 거냐고 물을 때마다 밥 잘 먹는다고 웃으며 넘기지만 이 글을 읽는 분들에겐 채소·과일을 많이 먹어서라고 꼭 말하고 싶습니다.

착즙주스든 믹서기로 갈거나 그냥 원물 그대로의 채소·과일이든 어떤 형태로든 상관없어요. 효소가 살아 있는 익히지 않은 음식, 채소·과일식이 최고의 명약이고, 앞으로도 저와 우리 가족의 건강을 평생 책임져줄 동반자임을 믿어 의심치 않습니다.

사례6 **7남매의 삶 자체를 달라지게 한 까주스와 깨주스**

박경숙(여성, 63세)

3년 전, 친오빠를 통해 조승우 원장님을 알게 되었다. 직업이 장교였는데 군 생활하면서 건강이 매우 나빠지고 얼굴과 다리에 마비가 오고 걸음걸이도 불편했다. 건강은 악화해갔다. 엄마를 비롯하여 우리 7남매는 걱정이 많았다.

치료하면서 몇 년이 흐른 어느 날, 우리 7남매는 한자리에 모였다. "오빠, 무슨 일이야?" 오빠는 몰라보게 건강했다. 조승우 원장님 영상을 우연히 보고 채소·과일식을 한 지 6개월이 되었는데 이렇게 건강이 좋아졌다며 밤새워도 모자랄 정도로 채소·과일식 이야기보따리를 풀어놓았다.

우리는 모두 너무도 놀라 말없이 엉엉 한참을 눈물만 흘렸다. 정신을 차리고 모두가 떨리는 목소리로 한마디씩 하며 감탄했다. 채소·과일식과 까주스로 고혈압도 당도 내렸다기에 까주스가 무슨 고혈압을 내려주고 당을 내려주느냐며 처음에는 비웃었지만, 오빠의 건강은 점점 더 회복되고 자동으로 살도 빠졌다.

오빠의 좋은 변화를 보며 우리 7남매 모두는 채소·과일식을 하기로 마음먹고 한 달에 한 번씩 엄마 집에 모여 채소·과일 실천 이야기를 나누기로 약속하고 지금까지 그 약속이 이어지고 있다. 그 시간만큼은 모두가 얼굴에 미소를 잃지 않는다. 가장 행복한 시간이다.

이렇게 100일이 되고 300일이 지나고 600일을 잘 넘기고 1,000일이라는 목표를 향해 채소·과일식을 시작으로 하루도 빠짐없이 꾸준하게 까주스와 깨주스 실천을 이어오면서, 나의 하루 식생활은 완전 채소·과일식이 되었고 자연스럽게 까주스와 깨주스를 마시고 채소·과일식을 하는 것이 일상 습관이 되었다.

까주스와 깨주스가 없으면 이제는 불안하고 허전하다. 어디를 가든지 꼭 지참하고 다닌다. 평생 나의 건강식이 되어 줄 것이다.

채소·과일식은 참으로 신비로운 식단이다. 피할 수 없는 일탈에는 7대 3이라는 법칙이 있으니 그냥 즐겁게 일탈하고 다음 날 반드시 까주스, 깨주스, 채소·과일식으로 균형을 맞춘다. 그러면 무거웠던 몸이 원래대로 돌아오는 마법 같은 경험을 하게 된다.

특히 깨주스의 효능은 약이 따로 필요 없다. 자연 해독법 주스답게 완전 배출이 너무도 잘된다. 우리 온 국민이 나처럼 마법 같은 경험을 했으면 하는 바람이다.

나의 하루 식습관은 이렇다. 아침에 눈 뜨면 다양한 스트레칭을 하고 공복을 16시간 유지한다. 아침으로 음양탕, 레몬수, 또는 청귤수 한 잔을 마시고, 10시에 깨주스 250~300ml를, 점심식사 1시간 전에 까주스 300ml를 마시고 점심에는 레몬수, 채소·과일 소량, 일반식(채소, 나물 위주) 흰쌀밥은 먹지 않고 한 달에 서너 번 잡곡밥으로(현미, 보리, 귀리, 콩 등) 먹는다. 저녁은 까주스, 레몬수, 채소·과일 또는 구황 작물 위주로 먹는다. 운동은 점심식사 후 햇볕을 쬐며 30분 걷기를 한다. 이렇게 끊임없는 채소·과일 실천으로 놀랍게도 좋은 변화가 몸에서 일어났다. 유산균과 콜라겐 등 모든 영양제는 다 끊고 시작했다. (변화된 반응을 보기 위해서였다.)

까주스와 깨주스 실천으로 좋아진 점이 있다. 심장판막과 부정맥으로 항상 불안했었는데 어느 순간 돌아보니 증상이 다 사라지고 아주 편안하다. 식도염으로 속이 쓰리고 울렁거렸던 증세도 다 사라졌다. 당수치가 붉은색 위험 단계에서 정상으로 돌아왔다. 콜레스테롤 수치도 안전권으로 들어왔다. 탈모 증세로 머리 감을 때마다 머리카락이 한 움큼씩 빠졌는데 점점 줄어들고 있다.

항상 배가 더부룩하고 빵빵해서 음식을 제대로 먹지 못했는데 까주스와 깨주스 섭취 후 답답했던 소화 문제도 해결되었다. 꼼짝하지 않던 체중계 바늘은 7kg 내려갔다. 더 이상 체중이 올라가지 않는다. 식욕이 많이 억제되었다. 깊은 수면을 한다. 배변 활동이 원활하다. 피로를 덜 느낀다. 매사에 긍정적인 에너지가 생겼다. 몸과 마음이 가벼워졌다. 그리고 삶의 질이 윤택해졌다.

살을 빼야 건강해진다는 잘못된 생각으로 다이어트에 수백만 원을 들이며 성공한 적도 있지만, 결론은 요요로 살이 더 찐다는 것이었다. 조승우 원장님 말씀처럼 다이어트해서 살이 빠지면 요요 현상이 나타나지만, 몸이 건강해지면서 빠진 살은 요요가 없다.

몸이 건강해지면 살은 자동으로 빠진다는 원장님 말을 실감하는 우리 7남매가 모두 건강을 유지하여 너무도 행복하다. 살을 빼고 싶다면 무조건 건강 회복부터 해야 한다. 심장판막과 부정맥으로 병원에 다녔었는데 채소·과일식 이후로는 병원에 가지 않는다.

이제 내 마음의 1순위는 체중이 아니라 건강이다. 지속적으로 실천하면 더 많은 일이 내 몸 안에서 일어날 것이다. 여러분도 채소·과일식으로 정착하면서 마음의 괴로움이 없는 건강한 삶이 되길 소망한다.

까주스와 깨주스, 그리고 채소·과일식으로 병이 없는 건강한 나라가 되었으면 좋겠다. 채소·과일식은 우리의 꿈이자 희망이다.

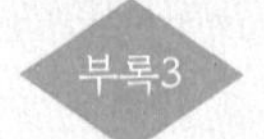

가장 많이 질문하는
Q&A 20

시간과 비용을 들여 책을 한 권 정독한다는 게 얼마나 어려운 일인지 잘 안다. 소중한 선택을 해준 고마운 독자들을 위해, 그동안 여러 채널을 통해 많이 받았던 질문을 추려 그에 대한 간략한 답을 담은 부록을 준비했다. 20개의 질문과 답변을 통해 기존의 고정관념과 선입견에서 벗어나 관점의 전환을 통해 1. 2. 3. 법칙 실천에 한 발 더 다가가길 바란다.

Q1　하루 한 잔 커피도 몸에 해로울까요?

A. 커피는 약물처럼 가이드라인이 정해져 있는 식품이다. 바로 하루 한 잔 정도만 먹으라는 것인데, 그 기준

은 카페인 함량이다. 건강한 성인을 기준으로 하루 최대 400mg으로 제한할 것을 권고하고 있다. 질병관리청 국가건강정보 포털에 나와있는 카페인 함량을 살펴보면, 커피는 250ml 기준에 카페인이 103mg, 전문점 커피 400ml에는 132mg, 에너지 음료 250ml에는 80mg, 커피믹스 한 봉지에는 56mg, 두통약 1정에는 50mg, 커피 우유 200ml에는 47mg, 콜라 350ml에는 34mg, 그리고 초콜릿 100g에는 3mg이 있다. 이 밖에도 수많은 과자, 음료, 약물 등에 카페인이 들어있다.

카페인을 과다로 섭취하면 가슴 두근거림, 심박수 증가, 위장질환, 불안, 초조, 짜증 등의 증상, 그리고 불면을 통한 면역력 저하가 되는 악순환이 온다. 참고로 임산부는 하루 한 잔도 안 마시는 것이 좋다. 이러한 연유로 커피는 하루 한 잔만 먹을 때 좋다는 것인데, 대부분 시중에서 파는 커피만으로도 일일 카페인 함량이 이미 넘고 있다.

또한 커피는 카페인뿐만 아니라 로스팅과 에스프레소 추출 과정 중 수천 가지의 유해 화학물질이 나온다. 현재 내 몸에 불편한 증상이 있다면 가장 먼저 커피부터 끊으라고 말하는 이유다. 매일 커피를 먹는 습관만 고쳐도 우리 몸의 자연치유력은 회복된다.

Q2   과일을 껍질째 먹어도 괜찮을까요?

A. 과일은 껍질에 비타민, 무기질, 미네랄 등 파이토케미컬 성분이 더 많다. 내 주장이 아니라 현대 과학이 밝혀낸 사실이다. 농약 사용으로 껍질은 무조건 벗겨서 먹어야 한다는 인식이 생겼으나, 실제로 농약에 대한 규제와 관리가 있고 친환경, 유기농 재배 등도 있기에 안심하고 껍질째 먹어도 된다.

포도, 자두, 블루베리, 오렌지, 레몬 등 껍질에 있는 흰색 가루가 농약이나 방부제의 잔여물이라는 불안과 공포가 많다. 하지만 흰색 가루는 농약이 아닌 과분(果粉)으로, 껍질 바깥으로 배어나오는 식물성 왁스 성분이다. 과실(果實)은 자라면서 표피세포를 보호하기 위해 왁스층이 발달하는데, 이 왁스층 윗부분에 과분이 생긴다. 포도의 경우도 얼룩자국은 안심하고 껍질째 먹길 바란다. 현재 허용되는 농약은 모두 물에 녹는 성분으로 잔여 농약이 많은 경우에는 흐르는 물에 충분히 씻어먹으면 괜찮다.

가장 좋은 것은 무농약, 친환경, 유기농 농수산물을 우선 소비하는 것이지만, 꼭 그렇게 하지 않아도 물에 식초를 타서 20분 정도 담갔다가 헹구면 안전하게 먹을 수 있다.

Q3 **야간근무를 하는 사람들의 첫 끼는 언제인가요?**

A. 기본적으로 8시간 수면을 마치고 먹는 것이 첫 끼다. 반대로 생각하면 8시간의 공복을 유지하는 것을 기본 습관으로 하면 된다는 것이다. 야간에 먹는 일 자체가 몸에 무리가 가지 않을까, 생각할 필요도 없다.

공복을 유지하는 데 있어 3대 주기인 섭취, 동화, 배출 주기를 낮 12시를 기준으로 나누면 먹는 시간(낮 12시~저녁 8시), 소화하는 시간(저녁 8시~새벽 4시), 배출하는 시간(새벽 4시~낮 12시)이다. 간헐적 단식도 여기에서 출발한다. 16대 8, 20대 4처럼 공복시간을 최소 16시간을 유지하는 방식이다. 2교대나 3교대 근무를 하는 경우 앞선 3대 주기에 구애받지 않아도 된다.

인간의 몸은 환경에 맞춰 주기를 바꾸는 위대하고 놀라운 능력을 갖고 있다. 수백만 년 전부터 야간에 불을 지키거나 경계를 위해 근무하는 인간의 유전자는 전해져왔으니 말이다. 첫 끼를 채소·과일주스로 시작하면 더할 나위 없이 좋다.

Q4 왜 2주인가요?

A. 2주라는 시간은 까주스와 깨주스의 강력한 항산화 효과로 독소를 배출시키면서 림프 시스템을 회복시킨다. 이로 인해 가장 먼저 변비가 개선되기 시작한다. 간과 콩팥(신장)이 회복되면서 위장 기능이 좋아지고, 곧 폐 기능도 회복시킨다. 유기적인 영향으로 비염과 아토피, 두통, 각종 통증들이 사라지는 데 필요한 시간이 바로 2주다.

2주의 과정 동안 분명 금단증상(술, 담배, 커피 등)과 같이 불편한 증상이 있을 수 있는데, 믿음을 갖고 2주를 넘기면 60일, 100일이 지나면서 긍정적으로 달라진 몸의 변화를 느낄 수 있다.

Q5   주스는 사먹어도 되나요?

A. 사먹어도 된다. 다만, 시중에서 판매하는 제품은 한정되어 있고 일상생활 속에서 구입하기가 힘든 경우가 많으니 우선 순위로 나열해보겠다.

첫째는 무첨가다. 물조차 들어가지 않은 100% '과채주스'다. 두 번째는 NFC(Non From Concentrate, 농축액으로 만들지 않았음) 제품이다. NFC는 착즙 100%를 뜻하며, 냉장유통되는 제품으로 먹어야 한다. 여기서 주의할 것은 간혹 NFC를 기존 뜻이 아닌 'New Fresh Chilled'로 둔갑해 '오렌지 100%'로 파는 경우가 있으니 속으면 안 된다.

무첨가와 NFC가 가장 좋지만 현실적으로 이런 제품은 찾기 쉽지 않다. 그러니 여의치 않을 때는 FC(From Concentrate, 농축)에 물만 들어간 주스를 마셔라. 간혹 멸균 작업을 해 유통기한이 1년 가까이 되는 주스가 있어 휴대용이나 여행 시 마셔도 괜찮지만, 그보다는 냉장제품을 더 추천한다. (절대 안 되는 경우는 식품유형이 과채음료나 혼합음료로 된 것이다.)

Q6 **까주스와 깨주스가 너무 써서 먹기 힘들어요.**

A. 독소가 빠지는 과정의 일환일 수 있다. 독소배출은 짧게는 일주일에서 길게는 3개월도 걸린다. 맛이 없으면 지속하기 어렵다. 그래서 나온 것이 까주스와 깨주스다. 그럼에도 처음 접하면 쓰게 느껴질 수 있다.

까주스의 경우 양배추의 비중을 줄이거나, 처음에는 사과와 당근만으로 시작해도 된다. 깨주스의 경우 셀러리 잎은 넣지 말고 사과의 비율을 높여서 먹으면 좋다. 유독 쓰게 느껴진다면 그만큼 위장 기능과 함께 간과 콩팥 기능이 약해져 있다고 생각해야 한다. 몸에 쌓인 독소가 많으면 주스가 더욱 쓰게 느껴진다. 독소가 빠질수록 주스의 살아있는 효소들이 생명수처럼 몸이 받아들이게 되니 비율을 점차 늘려나가면서 적응하는 시간을 꼭 가지길 바란다.

짧게는 일주일에서 2주, 길게는 3개월이 걸리니 백일 기도를 한다는 마음으로 포기하지 않고 실천하면 세상에서 가장 맛있는 게 까주스와 깨주스라고 느끼게 될 것이다.

Q7 아이들도 첫 끼로 주스를 먹어도 되나요?

A. 어린이집이나 유치원 오전간식을 첫 끼로 시작하는 어린이들도 있다. 오전간식 구성을 보면 혼합음료나 우유가 있다. 빵도 같이 나온다. 그에 비해 신선한 채소·과일주스만큼 어린이 건강에 좋은 게 있겠는가.

성장기 아이들 역시 독소를 잘 배출하게 해주는 것이 중요하다. 특히나 지금처럼 초가공식품 속에서 생활하는 아이들에게는 첫 끼를 주스로 시작하는 것은 필수다. 독소가 잘 배출되고, 배출하는 에너지가 덜 드는 만큼 성장과 면역력이 좋아진다. 어린이들에게 지방간이 생기는 것은 과자, 아이스크림, 탄산음료, 냉동식품, 피자, 햄버거, 감자튀김, 햄, 소시지 등 초가공식품 때문이지 절대 과일을 많이 먹어서가 아니다.

당근, 사과, 양배추는 생으로 그냥 주면 안 먹지만 까주스로 했을 때는 맛있게 먹는다. 까주스 맛을 힘들어하면 먼저 사과와 당근으로 시작해보자. 사과와 당근을 함께 주면 단일주스는 안 먹던 아이들도 잘 먹는다. 여기에 양배추를 조금씩 늘려나가자.

Q8 **까주스, 깨주스를 마시면서 일반 식사를 같이해도 되나요?**

A. 1. 2. 3. 법칙의 핵심은 하루 시작만 까주스, 깨주스로 해도 몸이 달라진다는 거다. 점심, 저녁은 일반식으로 먹고 싶은 것들을 섭취해도 좋다.

조금더 체중 조절을 원하고 질환을 개선하고자 할 때는 점심은 자연식물식(삶거나 데친 정도로. 동물성 식품이나 가공식품은 제한)으로 하고 저녁은 일반식으로 한다. 그게 적응되면 다음 단계로 점심과 저녁 모두 자연식물식으로 일주일 정도 해본다. 그것도 익숙해지면 아침, 점심은 까주스와 깨주스로 먹고 저녁만 일반식

으로 하고, 여기서 다시 저녁을 자연식물식으로 바꿔
본다. 100일 정도가 지나 즐겁게 해나갈 정도가 되면
일주일은 하루에 까주스와 깨주스만 먹는 시간을 가져
본다. 그냥 단식을 하는것보다 스트레스 없이 영양보
충이 되는 상태에서 몸을 해독할 수 있다.

당부하고 싶은 건 처음부터 무리하지 말고 단계별로
경험하고 다시 도전하고 지속적으로 실천해나가는 것
이다. 중요한것은 포기하지 않는것이다.

Q9 **까주스, 깨주스가 다 안 맞아요, 다른 과일주스는 없
나요?**

A. 남녀노소 누구나 실천할 수 있고 효과가 검증된 것
이 까주스와 깨주스이지만 사과, 당근, 양배추, 케일,
셀러리를 여러 사정으로 인해 먹지 못하는 경우가 있
을 수 있다(아직 내 임상 경험에는 없지만 말이다). 이런
경우는 대표적인 주스 2가지로 실천해도 효과를 충분
히 누릴 수 있다. 바로 오렌지와 토마토로 만든 주스다.
오렌지는 대표적인 과일주스로 유럽에서는 일상적인

음료다. 생으로 착즙해서 먹었을 때 가장 완벽한 천연 비타민제가 된다. 이 책에서 강조하는 주스에 해당한다. 오렌지주스는 절대 혈당 상승이나 당뇨를 가져오지 않는다. 가짜 주스가 주범이니 걱정하지 않아도 된다. 토마토도 주스로 마실 때 효과를 많이 볼 수 있다.

주스를 마시는 것 외에 추가로 실천할 여력이 있다면, 레몬수를 기본적으로 하루 500ml를 마시면 훨씬 더 큰 효과를 볼 수 있다.

Q10 공복 후 첫 끼로 주스 한 잔, 부작용은 없나요?

A. 없다. 이 책을 다 읽고 나면 주스가 혈당 스파이크를 일으킬 수 없다는 것을 믿게 될 것이다. 동시에 네이버 '조승우 채소과일식 예방원' 카페를 방문해봐도 좋다. 1,000일이 넘는 시간 동안 많은 회원들이 실천 사례를 올려놓았다. 10만 개가 넘는 채소·과일, 그중에서도 까주스와 깨주스 실천 사례들이 안전성과 효과에 대한 증거다.

그럼에도 대부분의 매체에서는 채소·과일을 주스로 먹

으면 안 된다고 주장한다. 가장 근본적인 이유는 돈이 되지 않기 때문이다. 약도 필요 없으며 어렵지 않게 실천할 수 있는 방법이라 이를 통해 소비자들의 건강이 좋아지는 걸 좋아할 기업은 많지 않다. 전 세계적으로도 현대 의학에서 불치병을 진단받거나 시한부 선고를 받은 환자들이 주스를 통해 완치한 보고가 너무나 많다. 책에서 알려주는 기준대로 실천한다면 진정한 인생의 주인으로 살 수 있을 것이다.

Q11 주스를 마시면 어디가 어떻게 좋아지나요?

A. 우리가 흔히 듣는 건강기능식품들의 효과들은 실제 채소·과일을 먹었을 때 얻을 수 있다. 눈이 맑아지거나, 소화 기능이 좋아지거나, 변비가 해결되거나, 관절염이 개선되거나, 피부미백 효과가 있는 등 모든 항산화 효과가 바로 주스를 통해 얻을 수 있는 것이다.

위장 기능이 개선되고 간과 콩팥이 회복되면서 장기들이 균형을 찾으며 면역력이 높아진다. 이로 인해 만성 질환으로 여겨지는 비염, 아토피, 두통, 변비부터 적정

체중을 찾아가는 다이어트까지 경험할 수 있다. 중요한 것은 이러한 것들에 대한 강력한 믿음을 가지고 실천하는 것이다. 의심과 두려움 더 나아가 공포 불안을 갖고 임하는 것에 결과는 분명 차이가 있다. 그만큼 인간의 마음이 불러오는 힘은 강하다. 까주스와 깨주스로 몸과 마음이 분명 좋아질 테니 꼭 실천하길 바란다.

Q12 스무디 vs 착즙주스, 뭐가 다른가요?

A. 채소·과일을 갈은 것이 스무디이고 짜내는 것이 착즙주스다. 기본적으로 스무디에는 불용성 식이섬유가 많이 들어있다. 반대로 착즙주스에는 수용성 식이섬유를 비롯해 강한 착즙으로 인해 흡수율이 더 높다. 기본적으로 위장 기능을 개선해 변비를 해결해주는 효과를 가장 먼저 느낄 수 있는데, 스무디로 효과를 보지 못한다면 착즙주스를 실천해봐야 한다. 식이섬유를 소화시키는 데 드는 에너지가 착즙에는 들지 않기 때문이다. 현재 판매되는 스무디의 형태는 대부분 삶은 후 갈은 제품이 많다. 그에 반해 착즙은 비가열 제품으로 살아

있는 효소가 훨씬 많다. 제품을 선택한다면 착즙주스를 우선적으로 사면 효과를 빨리 볼 수 있다. 몸에 적응 과정이 필요한 경우라면 스무디로 시작하라. 스무디로 충분히 독소배출과 위장 기능을 개선한 후에 착즙주스로 넘어가면 된다.

Q13 과일만 먹으면 탄수화물과 지방은 어떻게 섭취하나요?

A. 기본적으로 채소, 과일, 통곡물, 견과류를 통해서도 부족함 없는 영양분을 섭취할 수 있다. 육식을 하지 않는 채식주의자들이 모두 아프지 않은 이유다. 고기는 소화하고 흡수하고 배출하는 데 엄청난 많은 에너지 소모가 된다. 하루 시작을 고기에서 과일로 바꿔도 컨디션이 좋아지는 이유가 여기 있다.

Q14 채소·과일을 익혀서 먹어도 괜찮나요?

A. 불의 발견을 통해 다양한 요리들을 해먹는 유일한 종이 호모사피엔스, 현생 인류다. 오랜 시간을 통해 시금치나 고사리, 버섯처럼 익혀먹는 게 더 영양가도 높

고 먹기에도 편하다는 사실을 알아냈다. 문제는 그냥 먹어도 될 채소·과일까지 조리해서 먹는 게 하나의 문화가 되었다는 것이다.

비타민, 무기질, 미네랄은 단백질, 탄수화물, 지방과 달리 열에 약하다. 열을 가할수록 효소가 파괴된다. 평소 접하는 대부분의 음식들이 열을 가하는 게 기본이므로, 까주스와 깨주스를 통해서 살아있는 음식을 접하자.

Q15 매일 아침 미지근한 물 한 잔을 왜 마셔야 하나요?

A. 인간의 몸은 작은 우주와 똑같다. 여전히 다 밝혀지지 않을 만큼 뛰어난 구조와 설계로 이뤄져있다. 여러 시스템 중 생존을 위해 자율적으로 움직이며 항상 일정한 상태를 유지하려는 것을 '항상성'이라 부른다. 대표적인 것이 체온으로 36.5~37.5°C를 유지하려는 것이다. 체온이 내려가면 면역력이 약해지고 암세포의 증식이 활발해진다. 반대로 바이러스나 세균에 감염되어 고열로 올라가면 백혈구 기능을 더욱 활성화시킨다. 이러한 이유로 진통해열제를 남용하거나 장기간

복용했을 때 면역 시스템이 망가진다. 과학의 발달로 우리는 편리한 생활을 하고 있지만 상대적으로 체온을 낮추는 환경 속에서 살고 있다. 대표적인 것이 에어컨과 아이스 아메리카노다.

하루를 시작할 때는 밤새 소화흡수와 배출을 하는 동안 소모한 체액을 보충하기 위해 찬물이 아닌 미지근한 물을 마셔주는 게 좋다. 이를 '음양탕'이라고 부르며 오래전부터 건강을 유지하는 방법으로 전해 내려왔다. 물 한 모금을 마시는 마음의 여유를 가져보자.

Q16 운동 중인데요, 까주스와 깨주스만으로 괜찮을까요?

A. 채식주의자인 세계적인 운동선수들은 너무나 많다. 육상, 마라톤, 테니스, 역도 등 올림픽 금메달리스트도 많다. 책에서 소개했듯 테니스 그랜드슬램을 달성한 노바크 조코비치 선수는 육식에서 채식으로 전향한 후 신기록을 수립했다. 근육은 곧 고기라는 마케팅에서 벗어난 선수들이다. 우리나라도 비건 헬스를 검색해보면 닭고기와 단백질 셰이크에서 벗어나 채소·과일식

식단을 하면서 대회에서 우승한 이들도 많다. 근육을 만들기 위해서 동물성 단백질이 필수라면 그들은 모두 다 외계인이라는 말이다. 조금만 시야를 넓게 가져도 이처럼 전문적으로 운동하는 선수들이 채식을 하면서 더욱 뛰어난 성적을 내는 것을 알 수 있다. 까주스와 깨주스만으로도 운동하면서 충분히 원하는 목표를 달성할 수 있다. 여기에 두부와 같은 식물성 단백질을 함께 해주면 더 좋다.

Q17 채소·과일 재료를 구입할 때 기준이 있나요?

A. 채소·과일에 대한 부정적인 인식 중 하나가 농약과 토양오염이다. 이를 위해 선진국에서는 오래전부터 무농약, 친환경, 유기농 재배를 국가사업으로 발전시켜 왔다. 우리나라도 농산물 우수관리인증 마크, 동물복지 인증, 저탄소 인증 등 인류와 지구 환경까지 관리하고 있다. 농약도 인체에 무해한 성분들로 기준치를 세우고 물로 세척하는 과정에서 잔여량이 남지 않도록 규제하고 있다. 걱정하지 않아도 된다.

유기농 제품 또한 찾아보면 많다. 제주도를 시작으로 전국 각지에 대표적인 채소·과일부터 달걀, 고기, 우유 등 다양한 유기농 제품들이 있다. 조금만 관심을 가지면 온라인으로 쉽게 주문하고 바로 받아볼 수 있으니 내 몸에 들어오는 진짜 음식들에 돈을 쓰자.

Q18 자기 전에 공복을 유지하는 노하우나 팁이 있나요?

A. '첫 끼의 기적'을 경험하기 위해서는 필수적으로 평균 수면시간인 8시간은 먹지 않아야 한다. 여기에 야식을 먹지 않았을 때 확실한 공복의 효과를 누릴 수 있다. 이를 위해서는 저녁은 늦어도 9시까지 마친다는 원칙을 세우고 지켜야 한다.

그럼에도 야식을 먹던 습관이 하루아침에 바뀌지 않는데, '가짜 허기'라는 큰 고비를 넘겨야 한다. 실제 배가 고파서 먹는 게 아니다. 가공식품에 뇌가 길들여져서 계속 가짜 포도당과 화학첨가제 인공감미료에 중독된 결과물이다. 이때는 물 한 모금도 안 먹고 참는 게 아닌 채소, 과일, 견과류를 이용하면 된다.

가장 편한 방법은 바나나 한 개를 먹거나 견과류 한 봉지(소금이나 설탕 등 조미되지 않은 상태)를 먹는 것이다. 주스를 먹어도 좋으나 수면 중에 화장실을 갈 수 있으니 잠들기 2시간 전까지만 활용하자. 과일을 활용하면 야식을 먹는 습관에서 벗어날 수 있다.

Q19 하루 세 끼, 꼭 먹어야 하나요?

A. 결론부터 말하면 우리는 하루 한 끼만 먹어도 충분한 에너지와 칼로리 섭취가 가능한 시대에 살고 있다. 오늘날 우리가 치매와 암으로 고통받으며 죽는 이유는 너무 많이 먹어서다.

성장기나 체력 소모가 심한 직업을 갖고 있지 않다면 한 끼만으로도 건강하게 일상생활이 가능하다. 끊임없이 무언가를 먹게 만들고 소비하게 만드는 문화 속에 우리의 몸과 마음, 그리고 지구는 병들어가고 있다.

Q20 먹는 것 말고 건강을 위해 할 수 있는 게 있을까요?

A. 먹는 것만 바꿔도 몸은 바뀐다. 하지만 마음이 바뀌

지 않으면 오래가기 어렵다. 먹는 것을 절제한다는 것은 소비와 욕망, 그리고 욕심이라는 사실을 알아차려야 하기 때문이다. 그래서 채소·과일식을 하는 것은 마음수행을 하는 것과 같다.

이를 돕는 2가지가 있다. 하나는 필사를 통해 마음의 안정을 찾을 수 있다. 또 다른 하나는 맨발 걷기를 통해서 최적의 운동 효과를 볼 수 있다. 사실 필사나 맨발 걷기는 계기가 없으면 실천하기 어렵다. 강박과 집착을 버리고 반드시 해야 된다는 마음보다는 오늘 하루도 한다는 마음으로 하자. 오늘 못 했으면 내일 하면 된다.

첫 끼의 기적

초판 1쇄 발행 2026년 4월 22일

지은이 조승우
펴낸이 최지연
편집 강경선
마케팅 하승예, 김민지, 정인혜, 김경민
경영지원 강미연
디자인 말리북
교정교열 오연경

펴낸곳 라곰
출판신고 2018년 7월 11일 제 2018-000068호
주소 서울시 마포구 마포대로 49 1106호
전화 02-6949-6014 **팩스** 02-6919-9058
이메일 book@lagombook.co.kr

ⓒ조승우, 2026

ISBN 979-11-93939-51-2 03510

이 책은 저작권법에 따라 보호를 받는 저작물이므로 무단 전재와 무단 복제를 금지하며, 이 책의 전부 또는 일부를 이용하려면 반드시 저작권자와 (주)타인의취향(라곰)의 서면 동의를 받아야 합니다.

· 라곰은 (주)타인의취향의 임프린트입니다.
· 책값은 뒤표지에 있습니다.
· 잘못된 책은 구입하신 곳에서 바꾸어 드립니다